ヤマケイ文庫

# 魔女の植物園

## 魔女が大切にする37の植物

Nishimura Yuko

西村佑子

Yamakei Library

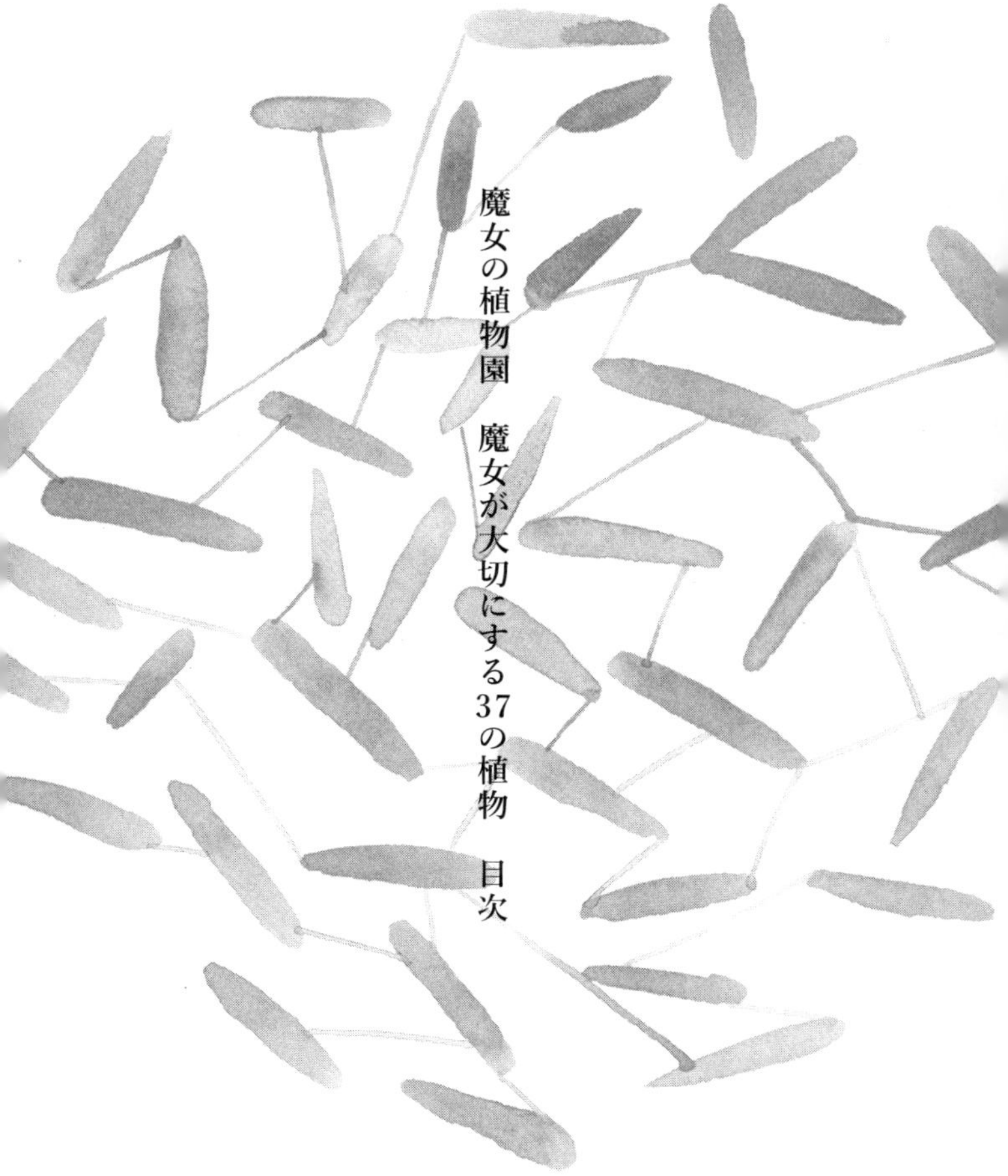

魔女の植物園　魔女が大切にする37の植物

# 目次

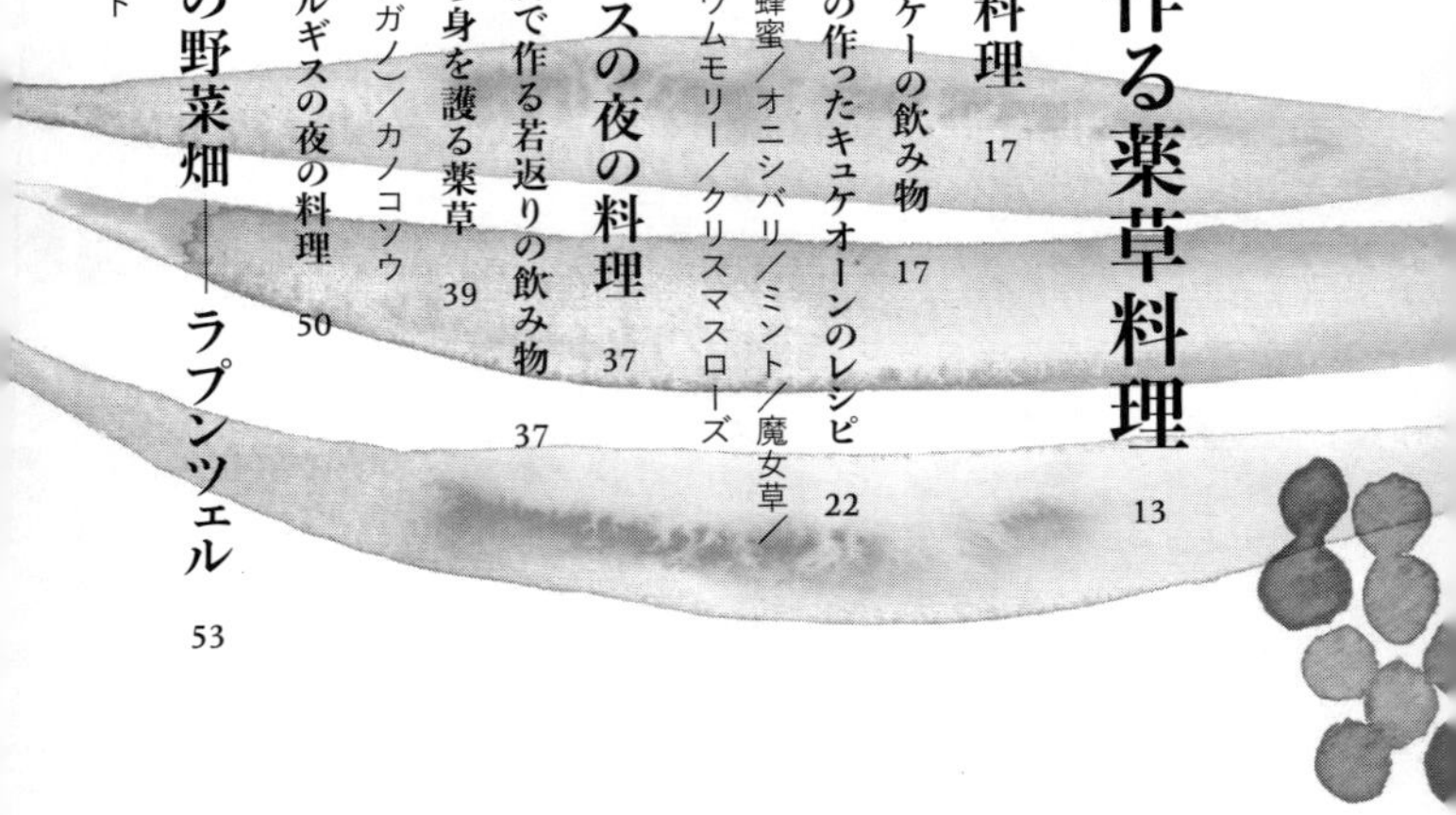

## 第2章　魔力を秘めた植物たち　73

# はじめに　魔女と植物

「魔女と植物」という組み合わせについてはそれほど違和感を持たれないと思う。というのは、魔女は有毒植物を使って人間に害を与える邪悪な女性だったというイメージがあり、また、逆に魔女は薬草について豊富な知識を持っていて、それを用いて人のためになる医療行為を行う「賢い女」だったとかいうイメージもある。つまり、良いも悪いも、植物は魔女のイメージと結びついているからだ。

たとえば、『魔女の宅急便』の主人公キキの母親は魔女の血をひく薬剤師だった。薬剤師といえば薬草を扱うスペシャリストではないか。薬草の授業が必須だった「ハリー・ポッター」の主人公ハリーが学ぶホグワーツ魔法魔術学校では、魔法薬学の授業が必須だった。その授業でハリーは引き抜かれるときに絶叫を挙げる恐ろしい植物マンドレークについて学んでいる。『グリム童話』では、継母が魔女術を使って白雪姫を殺すための毒リンゴを作った。同じく『グリム童話』の「ラプンツェル」は女の子の名前であると同時に妊婦が食べたくてたまらない野菜の名前で、女魔法使いが栽培している。こうしてみると、魔女と植物の組み合わせはもっともっとありそうだ。

魔女はドイツ語で「ヘクセ（Hexe）」という。古いドイツ語の「ハガツサ（Hagazussa）」が語源だとみなされている。その意味は「垣根の上に座っている魔的な女」である。つまりこの世とあの世の境、あるいは人の住む村と恐ろしい森の境にいる魔ものだ。ここに魔女と自然との結びつきが見える。

人間は生きるために自然を利用してきた。なかでも植物は食料としてだけではなく、病気の治療にも使われてきた。森や野を生活の大きな場として生きてきた女たちは長い経験によって植物の素晴らしい力を手に入れた。

ところが、15世紀以降のヨーロッパには、罪なき人々を魔女として迫害し、処刑するという恐ろしい歴史があり、その犠牲者は主に村に住む女たちだった。彼女らの罪科は、天気を左右して農作物に被害を与えたということだった。毒薬を作って隣人に飲ませて病気にさせたという告発もなくはなかったが、当時の裁判記録を見ると、問われたのは人を病にかけたかどうかで、毒薬を作ったとか使用したということが直接の処罰の理由ではなかった。

ところが現代になって、かつて薬草を扱う女たちが魔女にされたという見方が生まれてきた。しかし、これはあまり根拠がない。根拠がないというのは、実際に魔女はどのような状況下でどのような植物を使って、誰あるいは何に対して害をなしたのかについて具体的な説明をしている資料がほとんどないからだ。つまり、魔女と植物の関係についてわかっていることはほとんどないということなのだ。

にもかかわらず魔女と植物が結びつけられるのは、最初に紹介したように『グリム童話』や「ハリー・ポッター」などの童話の影響もあっただろうが、20世紀になるとこの美しい地球を守ろうという自然保護の意識が強まり、かつて生活の主要な拠点であった自然の森とともに生きてきた女たちの力をいまの時代にも生かせたらという願望が生まれたことによるのではないだろうか。

そのような人々は、かつての迫害された被害者とは違う「新しい魔女」と言ってもいいのではないか。こうして誕生した現代の魔女は、人間界と自然の境界にある垣根の上に座って良い見張り役になりたいと考えている新しいハガツサなのかもしれない。

魔女と植物の結びつきは奥が深く、多くの側面を持つ。昔話や伝説などを紐解きながら、「魔女と薬草料理」、「植物の持つ魔的な力」、「人に幸せをもたらす植物」

といった身近なテーマを軸に魔女と植物について紹介しようと思う。
ここは魔女が織りなす「魔女の植物園」の入り口です。どうぞお入りください。

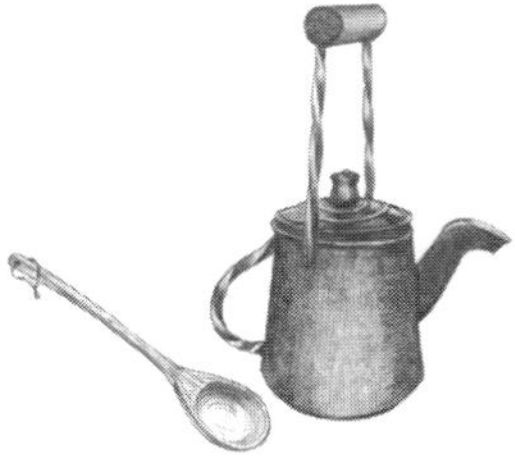

## 第1章

# 魔女が作る薬草料理

## 魔女が鍋で作っているものは？

魔女のイメージで一番多いのは「グツグツ煮立った鍋をかき回す魔女」か「ホウキに乗って空を飛ぶ魔女」ではないかと思う。ところが、この二つのイメージの出所は同じなのだ。というのは空飛ぶ魔女については次章で詳しく紹介するが、魔女が空を飛ぶのはホウキではなく、魔女がつくる「空飛ぶ軟膏」のせいだったと言われている。そして、その材料は主に何種類かの薬草をグツグツ煮て作ったのだという。

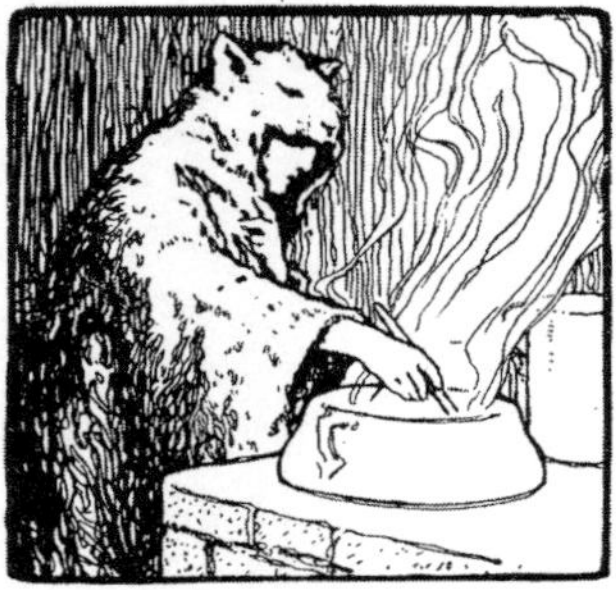

「千匹皮」で作ったスープの味はどんなだったのだろう。食べてみたい。オットー・ウベローデ画

グリム童話に「千匹皮」という話がある。身分を隠して城の料理番として雇われた王女が王さまのためにスープを作る。これが王さまの口だけでなく心も捉えてしまうほどの美味しさだった。料理長はそれを見て「お前は魔女か」と言う。魔女の

作る料理は、王さまの心さえ捉えることができるうまさだということなのか、あるいは王さまをたぶらかすこともできるほど恐ろしいものなのか。では本章で紹介するいくつかの魔女の料理は美味しいのか、それとも恐ろしいのか、どっちだろう。

イギリスでは、千匹皮のように料理上手になりたいと思うのか、キッチンウィッチという人形を台所に飾るそうだ。

このキッチンウィッチだが、これをそのままドイツ語（キッチン＝キュッヒェ、ウィッチ＝ヘクセ）に置き換えると、「キュッヒェンヘクセ＝台所の魔女」となる。

これは20世紀半ばまで使用されていたキッチン用具のちゃんとした名前なのである。薪で焚くストーブと炊事用のコンロとを兼ねたものである。やがて電気やガスを使うようになるとあまり使われ

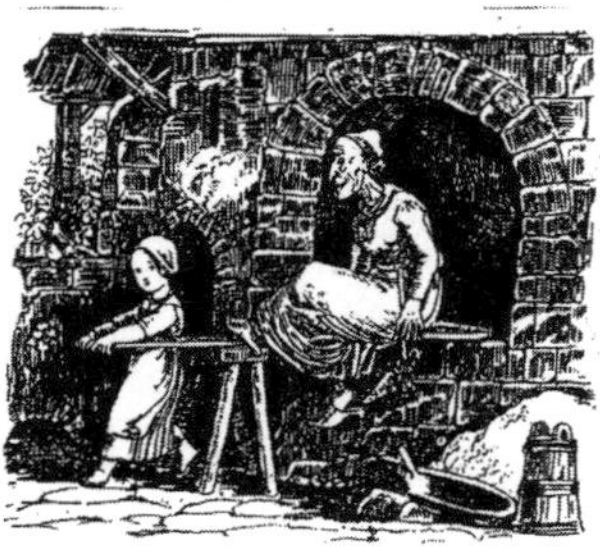

魔女をまさにかまどに入れようとしているおすまし顔のグレーテル。フランツ・フォン・ポッチ画

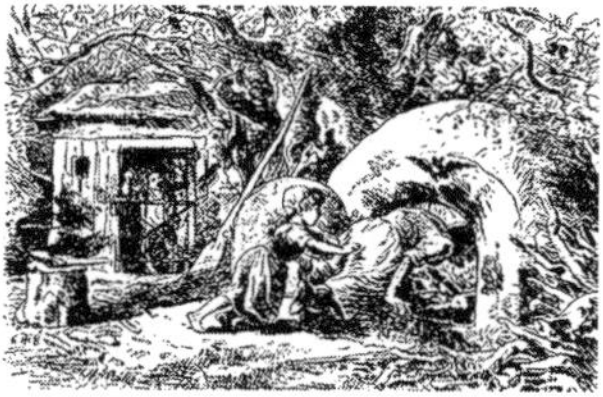

なんて大きなかまどだ。テーオドール・ホーゼマン画

なくなった。しかし、最近は省エネの見地から見直され、モダンなデザインで作られて、売れているようだ。なぜ魔女というのか語源は不明だが、ひょっとしたら「ヘンゼルとグレーテル」の魔女が焼き殺されたパン焼き窯（童話では独語オーフェン＝オーブン）と関係があるのかなと思っているが、よくわからない。

ところで、魔女がかき回しているのは鍋か釜のどちらなのだろう。

福島県福島市に中野不動尊という寺があり、その境内に「あんど釜」という大きな釜が置いてある。弘安6年（1283年）のこと、大量の薬草をこの釜で煮て作った飲み物が疫病に苦しむ村人を助けたという。いまあるのはそのときの釜を模したものだが、確かに炊飯用の大釜だ。では、普通西欧では米は炊かないから魔女の大釜はどんな料理に使うのだろうと思った。そういえば『グリム童話』に「美味

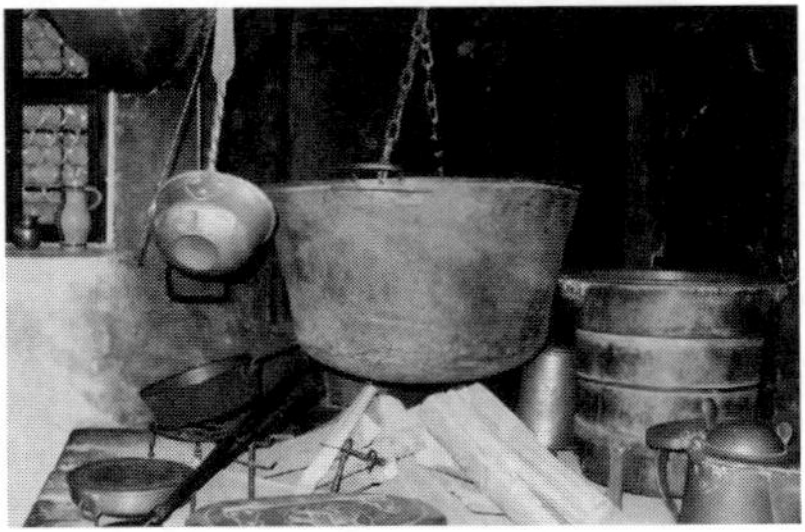

15世紀から16世紀頃の鍋。デューラーの家（ニュルンベルク）

しいお粥」という話がある。「お鍋よ　煮えろ」と言うと美味しいお粥ができる。この鍋はドイツ語では「小さな鍋（テップヒェン）」だ。ドイツでもお粥はお鍋で作るみたいだ。

話はそれたが、やはり魔女には鍋のほうが似合うような気がする。では、鍋をかき回す魔女の料理にはどんなものがあるのだろう。次は魔女の薬草料理の紹介である。

# 魔女の薬草料理

## *recipe:1*　魔女キルケーの飲み物

魔女も人間も薬草を採取した目的はなんだったのだろう。観賞用に花を摘んで部屋に飾るというようなことは大昔からあったのだろうか。私たちが知っているのは古代の植物学者による分厚い植物誌であり、その中では主に植物の薬としての有用性が書かれているものだ。つまり植物は人間にとって有用性があるかどうかが問題だった。しかし、植物は人間のためにあるのではない。にもかかわらず人間は長い年月をかけて植物を人間の役に立つものにしてきた。そのためにはときに猛毒を持った植物の犠牲になることもあった。こうして人間は薬草が持つ薬としての効果を知ったのだ。いわゆる民間療法薬である。これは人間の最大の発見と言えるだろう。『古事記』に出てくる大国主（大黒様）は皮をはがされた白兎を薬草（ガマの穂綿）で治したということもあって医療の神様と言われている。民間療法のはしりと言える。

ただ、薬草の効果についてその成分を知り、そのエキスを取り出して錠剤を作るようなことはできなかった。近代薬品の製造が発達するまでは、薬草はすり潰したり、煎じたりして使用したのだ。鍋をかき混ぜる魔女のイメージはここにもある。では魔女は鍋でどんなものを作っていたのだろう。魔女の料理はどんなものだったのだろう。

魔法の飲み物については古代の神話・伝説から現代にいたるまで色々な形で取り

上げられている。毒殺用であったり、若返り用だったり、媚薬だったり、なんとも生臭い話だ。それでも若返れるとか賢くなれる魔法薬を入手できたらなあと思ったりもする。何かヒントになるような具体的な材料はないだろうかとあれこれ考えてみた。そういえばギリシャ神話に「魔女キルケーの魔法の飲み物」というのがあったが、あれはどんな飲み物だったのだろう。

キルケーは一般に魔女と言われているが、本当に魔女だったのだろうか。『オデュッセイア』では、キルケーはギリシャ語でニュンペー（妖精）と言い、草木の繁殖に力があり、病を治したり、彼女が守っている泉の水を飲む者に予言の力を与えたり、恩寵を与えるものとして森や祠に祭られている下位神格だそうだ。ニュンペーは人間ではなく、女神よりは下位の森に住む妖精なのだ。この時代、いままでいう魔法を使ったり人間に悪さをする魔女という言葉はまだ使われていない。しかし、キルケーは魔法の杖を持っているし、自分で作った飲み物で人間を動物に変えることもできるから、妖精というよりは女魔術師（あるいは女魔法使い）と呼んだほうがふさわしいかもしれない。

ギリシャ神話には、薬草の知識に長けた女王がいて、いろいろな目的で薬草を扱うという話がある。例えば、冥府の女神ヘカテーは毒薬に関心を持っていて、客人を実験台にしては薬草の実験をしていたらしく、トリカブトを発見したのは彼女だとも言われている。

そのヘカテーの娘（あるいは姪とも）のメディアはヘカテーの知識を得て、プロメーテイオンと呼ばれる薬草を発見した。これから作った薬を身体に塗ると刃や火から身を護ることができたという。この薬草は山頂に縛られたプロメテウスがその肝臓を大鷲に食われたときに飛び散ったイーコールという霊液（神の血）からできたものだそうだ。加えてメディアは若返りの魔法薬も作れるのだが、その材料は書くもおぞましいものばかりだ。

また、ヘカテーの娘でアイアイエー島に住む女王キルケーもヘカテーやメディアに劣らず薬草の知識があり、特に燃える性質を持った根に詳しかったそうだ。燃える性質の根とはよくわからないが、キルケーの館のある丘には豊富な薬草があったらしいので、そのような根もあったかもしれない。キルケーをはじめ、彼女の身内が薬草を使うというのも森出自ならではの妖精と言える。

一方、トロイア戦争に勝利し、帰国の途に就くオデュッセウスは、嵐に巻き込まれキルケーの住むアイアイエー島に漂着する。オデュッセウスは古代ギリシャの長編叙事詩『オデュッセイア』(紀元前8世紀頃)の主人公であり、神々と多くの英雄たちの物語『ギリシャ神話』(紀元前15世紀頃)に出てくる英雄の一人である。

アイアイエー島の探索にでかけた部下の一人が帰ってきて語るところによれば、キルケーの館に招かれて中に入ったところ、自分以外の部下はキュケオーンという飲み物を飲まされ、魔法の杖で打たれて豚にされてしまったという。それを聞いたオデュッセウスは豚になった家来を助けに行くが、その途中でヘルメス神に会い、家来をもとの人間に戻す薬草を教えてもらう。ヘルメスはギリシャ神話に登場する英雄中の英雄である。彼が教えてくれた薬草は神々によって命名されたモーリュという花だという。どんな花なのだろう。

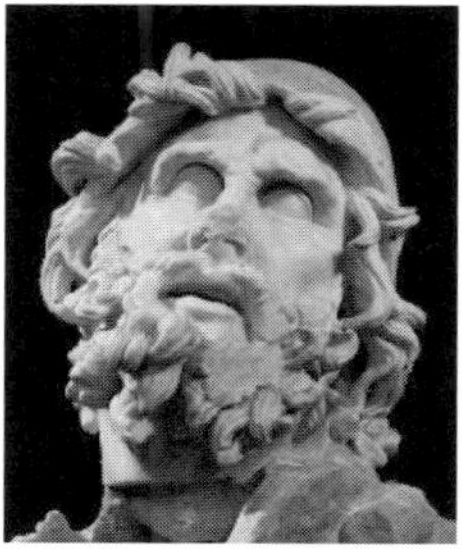
オデュッセウスの頭像。スペロンガ国立考古学博物館(イタリア)

*recipe:2*

## キルケーの作ったキュケオーンのレシピ

キルケーがオデュッセウスの部下たちにキュケオーンを飲ませている場面を描いた絵がいくつかある。有名なものでは、ジョン・ウィリアム・ウォーターハウスの「オデュッセウスに杯を差し出すキルケー」（1891年）やエドワード・バーン＝ジョーンズの「キルケーのワイン」（1900年頃）などである。ここで描かれているのはいずれも飲み物を入れた杯である。ところが、キュケオーンは「かき混ぜる」という意味で、「食べ物と飲み物の中間のようなもの」、つまり粥に近いものだという。

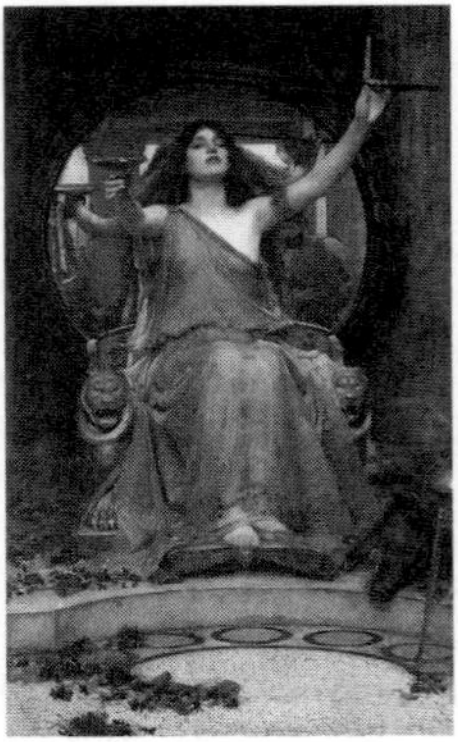
ジョン・ウィリアム・ウォーターハウス画「オデュッセウスに杯を差し出すキルケー」（1891年）オールダム美術館（イギリス）

材料はヤギのチーズ、小麦粉（オオムギ、ライムギ）、ミント、黄色の蜂蜜を赤ワインに混ぜたものである。

キルケーはこれに毒を混ぜたということだが、どんな毒だったかはわかっていない。ただ、キュケオーンは催眠、精神安定などに効果がある向精神のある醸造酒で、秘儀の場で飲まれたと推測されているので、何らかの幻覚作用を持ったものと思われる。すると、キュケオーンの材料に小麦粉（オオムギ、ライムギ）が挙げられているので、その麦についた麦角菌《ばっかくきん》のせいかもしれない。麦角菌には幻覚作用をもたらすアルカロイドが含まれているからだ。

キルケーが作ったこの料理がどんなものか興味を抱いてあれこれ試し、これぞキュケオーンというものを再現した人がいたらしい。食感は「カスタードのような甘い味がする粥」みたいだったとか。試食してみたい。材料は容易に入手できそうだし、魔法の杖がなければ、豚になる心配もない。

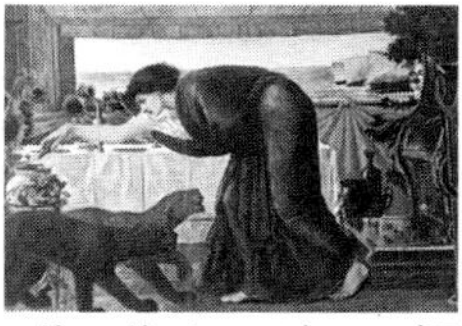

エドワード・バーン＝ジョーンズ画
「キルケーのワイン」(1900年頃)
バーミンガム美術館(イギリス)

## 材料

### ❖麦角菌

麦角菌（*Claviceps purpurea*）は、ライムギやコムギ、オオムギなどのイネ科の植物の穂に寄生する子嚢菌というカビの一種だ。黒い角状をしているので「黒い麦角」とか「悪魔の黒い爪」などと呼ばれる。

中世ヨーロッパでは麦角の中に含まれるアルカロイドによる麦角中毒がよく起きた。ペストやコレラと同じように恐れられた病だった。

エジプト人の修道士聖アントニウス（２５１頃―３５６年）が、この病を治す術に優れていたので、地獄の火のように恐ろしい麦角中毒は「聖アントニウスの火」と言われ、中毒者は彼に祈れば治癒できると信じていた。

16世紀に活躍したドイツの画家グリューネヴァルトによるイーゼンハイム祭壇画（コルマール・ウンターリンデン美術館）の一部に、この患者の姿が描かれている

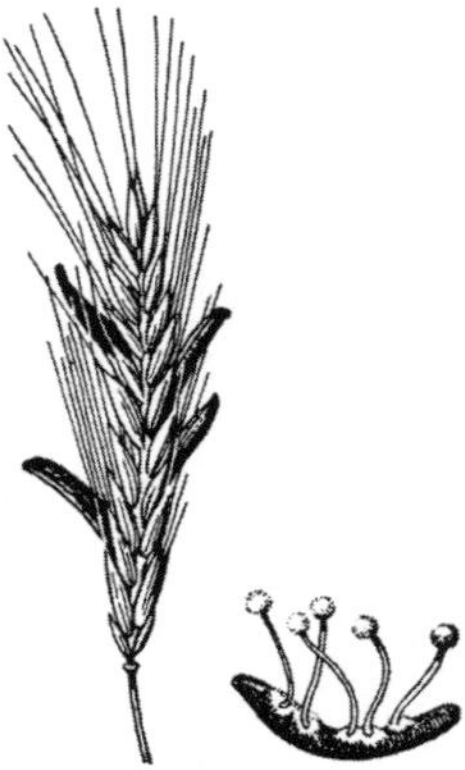

麦角菌

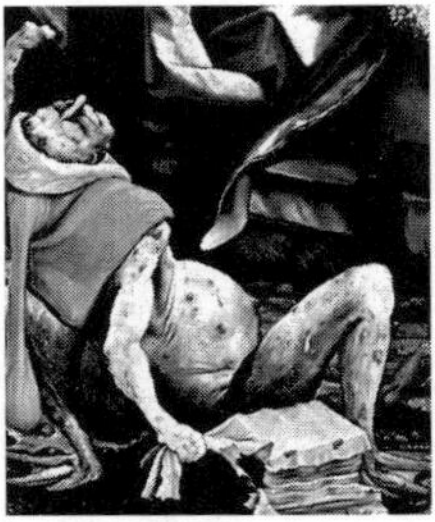

麦角菌中毒患者。マティアス・グリューネヴァルト画。イーゼンハイム祭壇画（15世紀頃）の一部。ウンターリンデン美術館（フランス）

が、身体中を黒い斑点に覆われて苦しんでいる。

この毒は神経系に対して手足が燃えるような痛みを感じ、循環器系に対しては血管収縮を引き起こし、手足が壊死を起こし、脳の血流が不足し、最後は死に至ることもある恐ろしいものだ。

しかし、幸いにも現在では技術の進歩により麦角菌は除去されるようになった。

### ❖黄色の蜂蜜

蜜源は間違いなく植物である。ミツバチがベラドンナ、ヒヨス、チョウセンアサガオのような有害植物から花粉を取ることはほぼないらしいが、猛毒のセイヨウオニシバリやトリカブトの花粉を集めることは確かなようだ。ひょっとしたら、キルケーはこの花粉の入った蜂蜜をキュケオーンに混ぜていたかもしれない。

また蜂蜜は厳密には人の身体に害を与えるものと言える。というのも蜂蜜は幼児に食べさせてはいけないと言われている。幼児は腸内環境がまだ整っていないので、ボツリヌス菌による弊害がおきるからだという。

## ❖オニシバリ

セイヨウオニシバリ（*Daphne mezereum*）は、可愛い花にもかかわらず猛毒。樹皮がとても固いので「鬼も縛れる」というのが和名オニシバリ（鬼縛り）の由来。ダフネはギリシャ神話に出てくるニュンペーだ。

豊富に蜜を分泌する。ミツバチとマルハナバチもこの蜜の恩恵を受けている。赤紫の花はジンチョウゲ科ならではの引き込まれるようなよい香り。小枝にびっしりとつく赤い実はきれいだが、猛毒で、豚は四個から五個食べると死ぬそうだ。敏感な人は枝にさわっただけでかぶれる。名の由来にもある鬼をも縛れるほど硬い樹皮だが、それだったら魔女にも有効だろうと思われてか魔除けになるとも言われている。

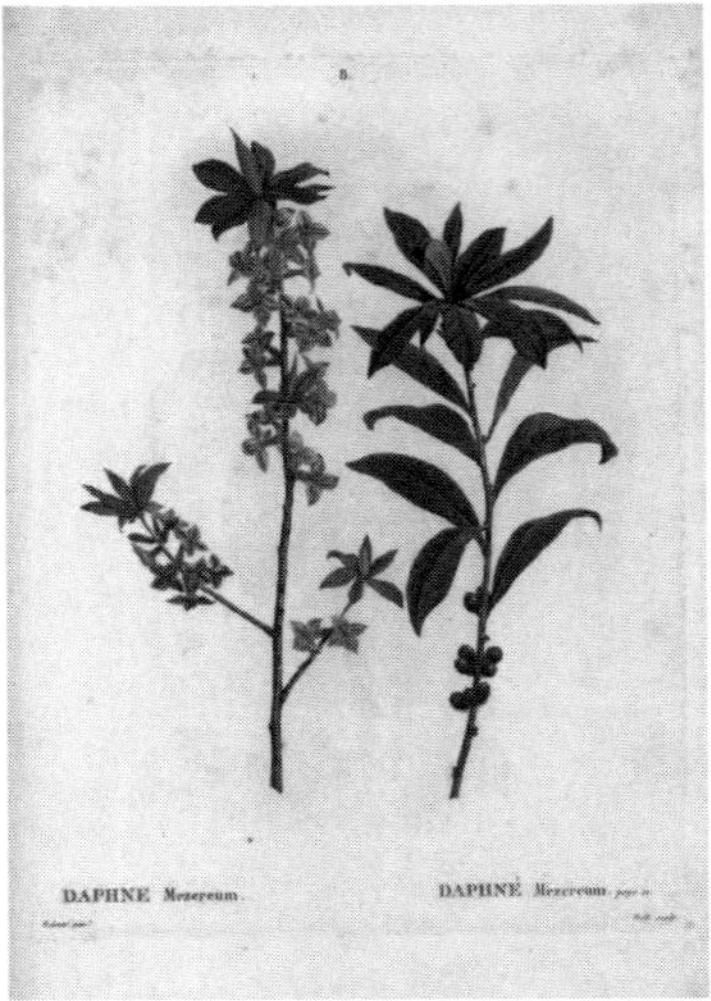


セイヨウオニシバリ

## ❖ミント

日本ではハッカとして親しまれているシソ科のミントだが、葉や花はその香りに似ず一見地味に見えるので、菜園の華とは言えない。しかも根茎が地下でしっかり伸びて繁殖していくので、気をつけて地植えしないと、ミントだらけの庭になってしまう。簡単に交配ができるので、数多くの交配種が作られている。

最も一般的なミントはスーとした香りが特徴のペパーミントと、精油成分のカルボンによる甘い香りのするスペアミントだろう。メントールの含有率が高いので、清涼感が強く、口臭予防やストレス緩和にも効果がある。古代ローマではすでに痛み止めとして使われていたという。強い芳香で化粧品やポプリやサシェに用い

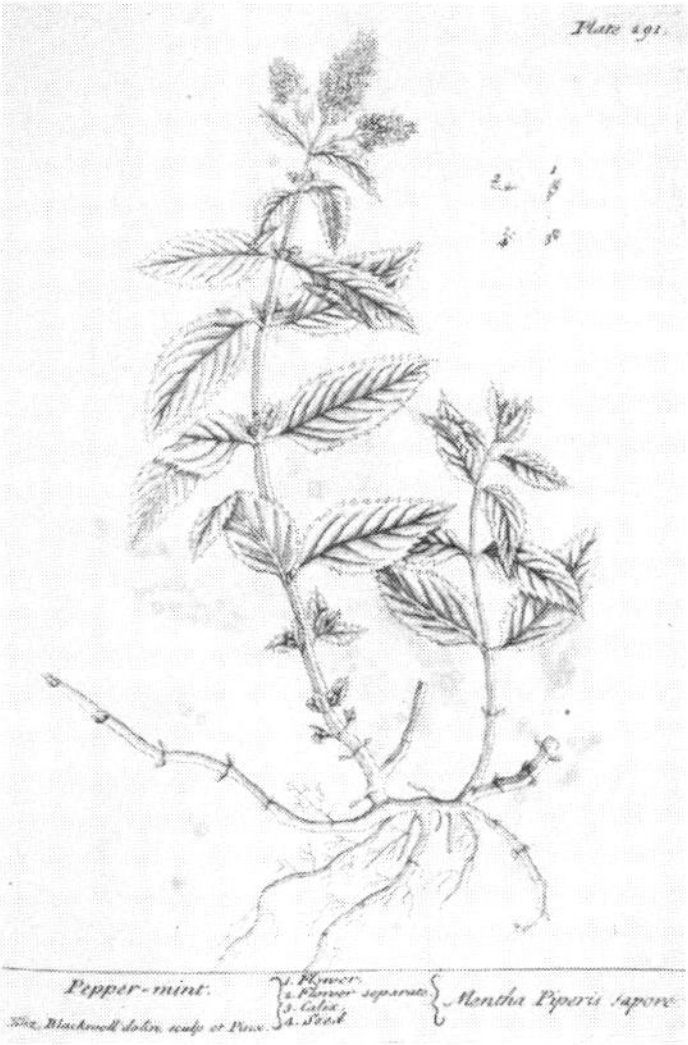

ペパーミント

るオーデコロンミントというのもあるそうだ。キュケオーンに使われたミントが何であったかは不明だが、ショウガの風味がするジンジャーミントなどが似合いそうだ。

### ❖魔女草

魔女草（*Circaea Lutetiana*）はアカバナ科の植物で、ヨーロッパからアジア大陸のやや涼しい地域に分布する。開花は5月から6月。日本には生育していないので和名はない。近縁種のエゾミズタマソウ（ヤマタニタデ）がよく似ている。学名キルカエアは女神キルケーの名前から取られたもので、ルテティアナは古代ローマの町の名前（現代のパリ）だという。

魔女草は一見したところたいへん地味な草である。どうしてこれが魔女草なのかと思うほどだが、別名「大魔女の草」ともいい、キルケーに捧げられた薬草だった。おそらくかつてはなにがしか聖なる役目を担っていたのだろう。

ドイツの山野を散歩していたとき、知人が雑草の中から「これが魔女草よ」と指さして教えてくれた。紫色の小さな花はよく見れば可愛いが、全体に大変地味で目立たない。魔女草は渋みのあるタンニンを含んでいて、創傷治療、止血剤、利尿剤になるそうだ。

ところで、この魔女草とは別に「魔女の雑草」という植物がある。農作物に寄生し、枯れ死にさせるストライガ（ハマウツボ科）という恐ろしい寄生植物のことである。アフリカでトウモロコシやイネ科の農作物に大きな被害を与えているという。これを撲滅させる国際的プロジェクトがあり、日本も加わり撲滅運動に携わっているということを最近知った。

植物に寄生して害をなすといえば麦角菌が代表だと思っていたが、ストライガのような植物もあったのだ。イネ

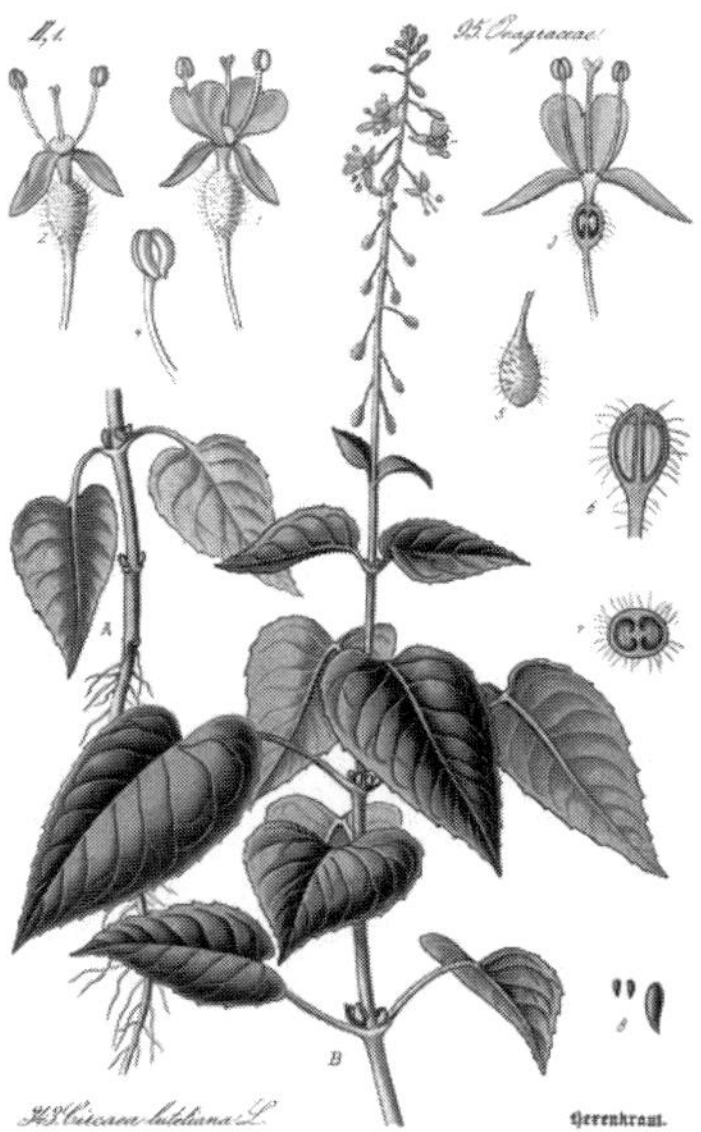

魔女草

科に付くならキルケーの飲み物に使われたかもしれない。

### ❖モーリュ

神が名付けた解毒作用を持つ花モーリュは『オデュッセイア』（第10歌）によれば「魔除けの薬草で、根は黒く、花は乳のような色、人間の力では掘り出すのが難しい」のだそうな。多くの植物学者がなんとかこの花を特定しようとした。「掘り出すのが難しい」ということからマンドラゴラではないかと言われたが、マンドラゴラの花は紫色だ。

あるいはアリウムモリーではないかという説もある。アリウムモリーはニラ、ネギ、ニンニクなどを指すユリ科ネギ属の総称で、どれも強い臭いを発し、古代から魔除けとして知られている。和名はキバナギョウジャニンニクである。確かにニンニクの花は白いが、根が黒いとは言えない。

ギリシャの博物学者のテオフラストス（紀元前371―287年）は丸みをおびた根でモリュという薬草がモーリュに似ているが、掘るのが難しくないので、違うだろうと言っている。

最も有力なのはクリスマスローズである。薬草学の父と言われるローマ人ディオスコリデス（40頃―90年頃）はクリスマスローズを掘るときは「鷲に見つかって殺されないように、素早く掘らねばならない。その際、害を受けないよう、ニンニクを食べ、ワインを飲むようにする」と言っている。

クリスマスローズの花は間違いなく白く、説明によると根は黒いと記されているが、本当かどうかはわからない。というのは、あるとき、クリスマスローズの植え替えについて説明しているビデオを見たとき、細いひげ根がぐるぐる何重にもからみついていて、根を切らずに掘りだすのはけっこう大変そうだったが、その根はきれいな薄茶色だった。現代の園芸用クリスマスローズと古代のヘレボレス・ニゲルは違う種なのだろうか。

とは言えモーリュがクリスマスローズとして最も確実性が高いように思われる。しかし、未だどれとも断定されていない。謎のままである。

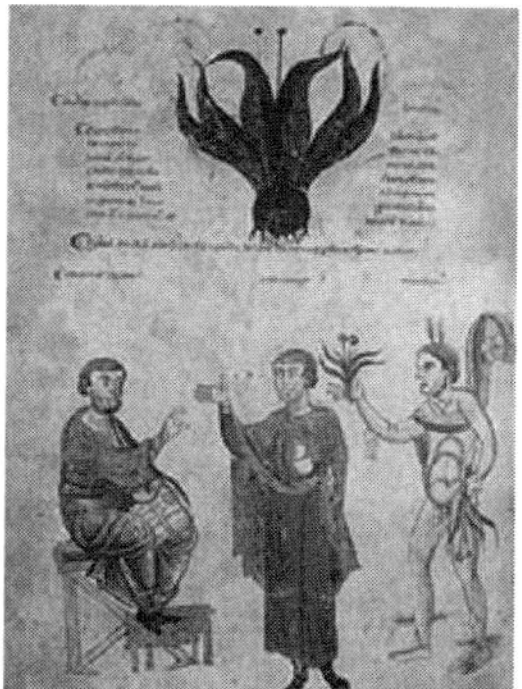

ヘルメス神（右）が医者（中）にモーリュ（上）を渡し、ホメロス（左）がそれを記述しているところだそうな。写本『古代医学書』より

## ❖アリウムモリー

アリウムモリー（*Allium moly*）の和名キバナギョウジャニンニクのギョウジャの由来は、修験道に励む行者がこれを食べて体力を維持したからだそうだ。カルシウムやビタミンB群が豊富であり、茎や葉を食すこともできる。ただし、有毒植物のイヌサフランやスズランと間違えやすいので注意。

園芸用の種は簡単に入手できる。初夏に黄金色のきれいな星型の花が咲き、ミツバチやマルハナバチを引き寄せる。とても丈夫で、植えっ放しでもよく増え、よく咲く植物である。

## ❖クリスマスローズ

有毒。本来のクリスマスローズ（*Helleborus niger*）は、クリスマスの頃に開花するヘレボルス・ニゲルを指す。ニゲルとは黒いという意味で根の特徴を指していると思われる。白い花と見える部分は花ではなく萼片である。

クリスマスローズについての伝説もいくつかあるが、クリスマスの時期に咲くからか、こんな伝説がある。

クリスマスの日、雪の中に立っていた女の子が神さまに捧げる贈り物がないと言って泣いていると、その涙が雪に落ちて、そこから白い華憐な花が咲いた。これがクリスマスのバラ、つまりクリスマスローズである。

近年ではクリスマスローズの人気は高く、種類もたくさん作られていて、クリスマスローズ協会による品評会も毎年行われている。

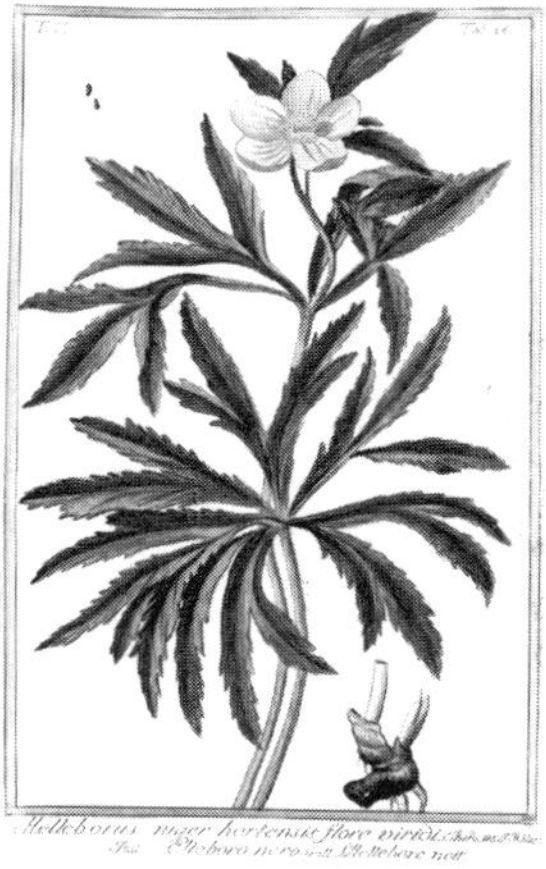
クリスマスローズ

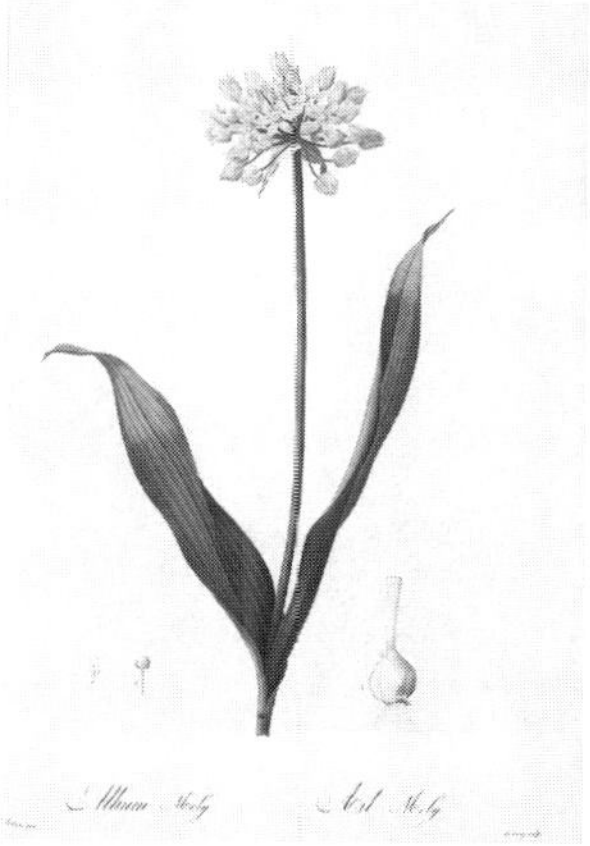
アリウムモリー

*COLUMN* **将軍マクベスの未来を占う地獄の雑炊**

ドイツ語にヘクセンケッセル（Hexen Kessel）という言葉がある。これは魔女の大釜という意味だが、「阿鼻叫喚」という別な意味もある。シェイクスピアの戯曲『マクベス』（１６０６年頃）に登場する三人の魔女たちが占いの儀式として、「イモリの目の玉、カエルのかかと、首をしめられた赤子の指」など気味の悪いものを煮えたぎる大釜に投げ込む。釜の中はまさに阿鼻叫喚そのものである。そこには植物も二つだけ投げ込まれている。「闇夜にあつめた毒ニンジン」と「月の夜に木からおとしたイチイの小枝」である。

この大釜で煮られたものは地獄の雑炊だそうな。どんな味なのだろう。

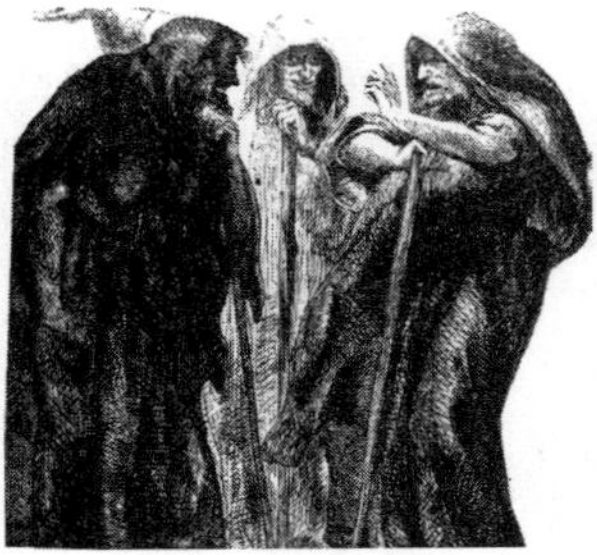
『マクベス』の3人の魔女

### ❖ドクニンジン

猛毒の最たるもの。この毒にはアルカロイドのコニインが含まれている。服用すると身体が硬直し、麻痺が下半身から始まり、呼吸困難になって窒息死する。しかも恐ろしいのは死に至るまで意識がはっきりしているということだ。古代ギリシャでは死刑執行にこの毒を用いたという。哲人ソクラテスが獄中で自らこの毒を仰いだという話は有名だ。

ドクニンジンの茎には赤色の斑点があり、夏に散形花序の白い花が咲く。食用ニンジンの根は赤いが、ドクニンジンの根はとても貧弱な形をしていて、生気のない皮膚みたいな土気色をしている。ネズミの尿のような嫌な臭いがするという。

### ❖イチイ

日本では学業や商売で「一位」になることを願って植える縁起のいい木と言われているが、ヨーロッパでは、夜の木あるいは墓場の木と言われている。確かに墓地でよく見かける。果肉を除く全体が有毒。赤い実はカップのように上部が広く開いていて、その底に黒い種のようなものが見える。不思議な形だ。種を取って穴のあいたオリーブみたいな実である。しかし、実は死と再生のシンボルと見なされてもいるようで、イチイの木陰で一休みするだけで、幻想めいた夢を見るとか。

イチイは別名アララギとかオンコという。明治時代の末に「アララギ」という短歌結社誌があった。その名の謂れは「イチイは育ちにくいがやがて鬱蒼とした大樹になる」からということらしい。

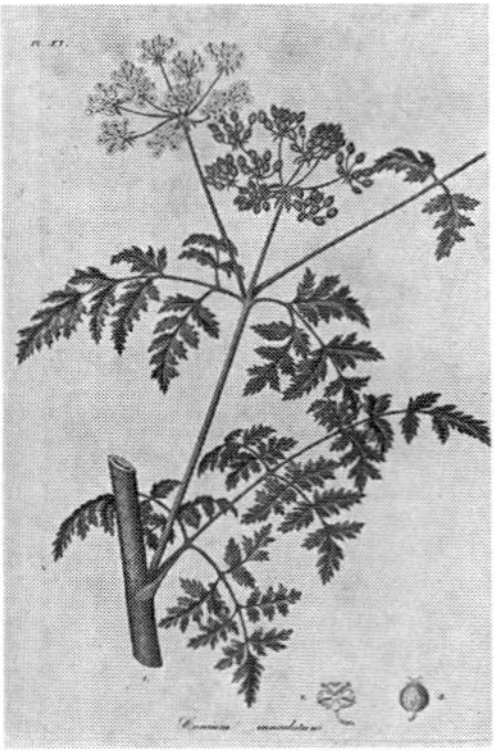

ドクニンジン

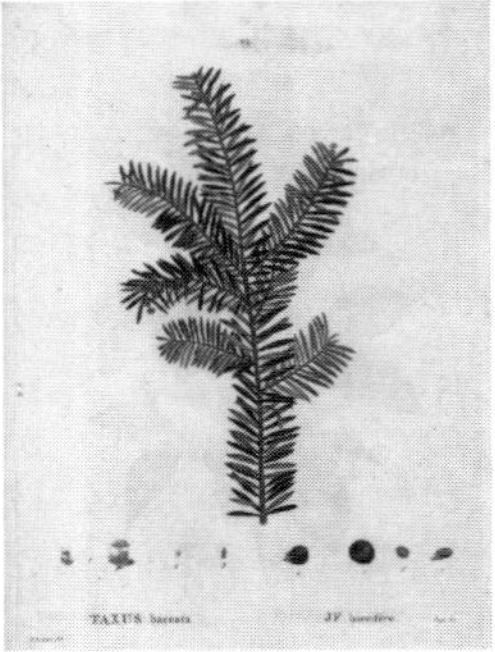


ヨーロッパイチイ

# ヴァルプルギスの夜の料理

## *recipe:3*　魔女の厨《くりや》で作る若返りの飲み物

人間とは何か、世界とは何か、あらゆることがわからなくなった五〇歳代の博士ファウストは悪魔メフィストにそそのかされて、いわば自分探しの旅に出る。どんな旅でも若いにこしたことはない。そこでファウストは悪魔に連れられて魔女の厨（台所）にやってきて、魔女から若返りの飲み物をもらう。

ゲーテのライフワーク『ファウスト』（1808―1832年）の一場面である。魔女の厨（Hexenküche）にあるかまどは丈が低いが、鍋は大きく、粥も作るが、若返りの飲み物も作る。

「その薬を作るには、技術と知識ばかりでなく、忍耐というものがなくちゃならない。気の長いやつが、何年も何年も時間をおしまずかける『時』の力がはたらいて、はじめて霊妙な発酵物ができるんです。……」
不思議なものばかりで作る、製法は悪魔が教えた。でも悪魔は自分では作らない。誰が作るかというと魔女である。

「評判の薬を一杯。一番古いやつを。私魔女もちょいちょい舐める。もうちぃっとも臭いことはない。」(手塚富雄訳)

飲むための儀式。圏を描き、不思議なものを並べる……。魔女の九九を唱える。軽い焔。めでたくファウストは若返る。作り始めは臭いものらしい。

材料が不明なのは残念だが、臭いものと言えばカノコソウか。日本でよく知られている臭い植物ならドクダミやヘクソカズラだろう。どれも華憐な花だが、葉も花も実もつぶすとなんとも言えずに臭い。これらは民間薬としての効果は大きいが、若返るかどうかは不明だ。

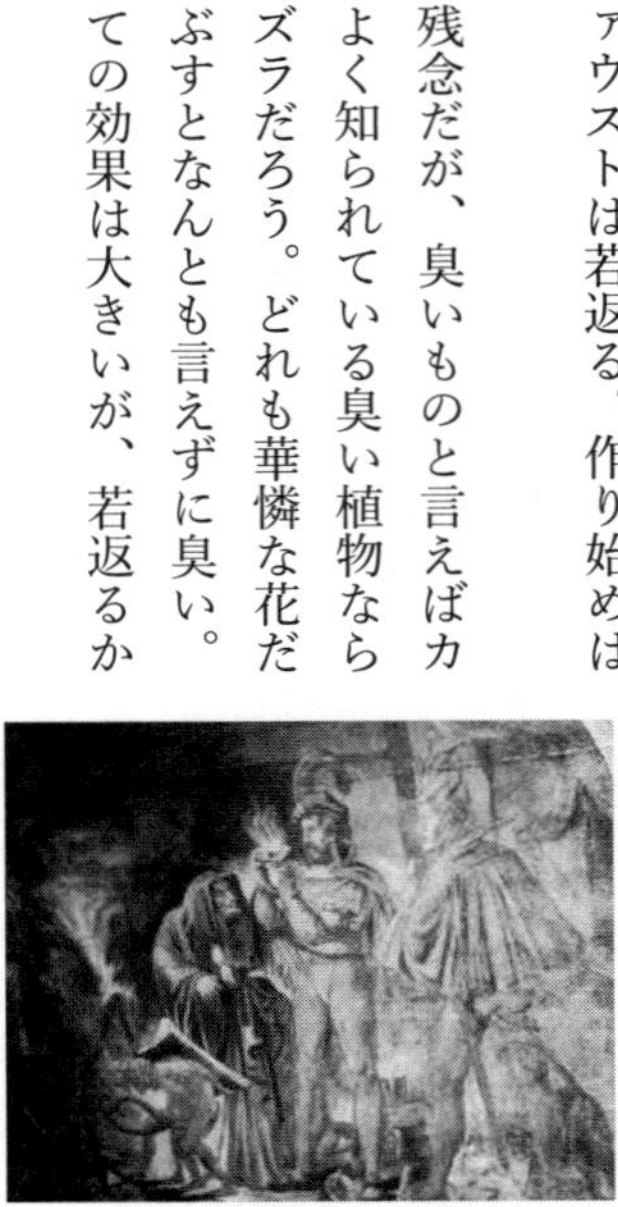

魔女の厨(Hexenküche)で若返りの飲み物を飲むファウスト。アオアーバッハスケラー酒場の壁画(ライプチヒ)

## *recipe:4*　魔女から身を護る薬草

『ハルツのすばらしい伝説』に載っている魔女伝説を一つ紹介しよう。ハルツというのは中部ドイツにある山岳地帯のことである。

その昔、ドゥリュベックの村に二人の若い兄弟がいた。二人は羊の番をしながら、魔女や悪魔のことをよく話題にした。「いったい俺たちの村には何人くらい魔女がいるもんだかなあ」というようなことを考えていた。

さて、ヴァルプルギスの夜を迎えた夕方、二人は山の中の十字路に座って、羊飼いの笛を吹いて羊の番をしていた。

ヴァルプルギスの夜というのは、4月30日の夜に魔女たちがブロッケン山に集まって悪魔と一緒にお祭り騒ぎをする夜のことである。

素晴らしい晩だった。二人は家に帰りたくなかった。魔女たちがヴァルプルギスの夜に参加するためにブロッケン山に飛んでいく様子を見たいと考えた。それでここで夜まで待とうと思い、魔女が彼らに悪さをしないように「ハナハッカ（オレガ

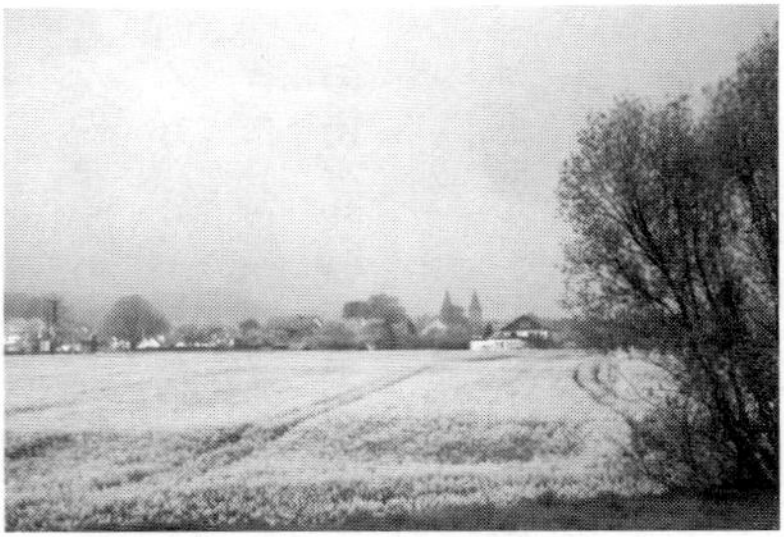

ドゥリュベックは人口約1500人の小さな村。ヴァルプルギスの夜の頃には菜の花が満開になる

ノ）とカノコソウと魔女草」で輪を作った。二人はその中でちょっと眠り込んだ。遠くで教会の鐘が鳴った。真夜中だ。空気がざわめいた。魔女たちが、ホウキ、火掻き棒、堆肥用フォーク、雄ヤギ、雌ブタ、ニワトリ、フクロウ、コウモリにまたがったり、ビールグラス、手桶、バター樽の中に入って、唸り声をあげながらやってきた。

最後に若者の家の隣に住む女が、馬のつながれていない干し草の積んである荷車に乗ってやってきた。若者たちはもう我慢ができなくなって「おいらたちも連れてってくれよ」と女にむかって叫んだ。「いいよ、乗りな」と女は答える。若者たちはハナハッカとカノコソウと魔女草の束を持っていくのを忘れなかった。

荷車はものすごい勢いで空を走り、気がついたときは高い山の上にいた。たくさんの薪が焚かれていた。客もたくさんいて、みんな一緒になって素敵な音楽に合わせて踊ったり、飛び跳ねていた。頭に大きな角を二本はやしたウーリアン（悪魔の別称）が犬の毛を剃って、その毛を焼き、みんなの上にまき散らしていた。どこもかしこもいい匂いがする。

ウーリアンも踊ったり、笛を吹いたりしている。若者たちも我慢できなくなって、力いっぱい笛を吹いた。それに気がついたウーリアンが彼らにもっと大きな音のする笛を投げてくれた。魔女たちは家の高さほどにも飛び跳ね、踊っていた。

ウーリアンが合図をすると音楽は止んだ。彼は「魔女の泉」から水を汲んできて、魔女のたらいに注いだ。誰もがその水で身体を洗わなければならないのだ。彼はふざけて誰かれとなく水の中に突き飛ばす。ひっきりなしに歓声があがる。

そして、突然すべてが終わった。みんな消えてしまった。二人の若者は夢を見ていたのかと思った。というのは、二人はハナハッカで作った草の輪っかの中にいたからだ。

二人の若者は自分たちの村に何人魔女がいるだろうかと思っても、それで薄気味悪いと思うわけではない。隣のかみさんが魔女でも全然気にしない。むしろここで会ったがチャンスとばかり、ヴァルプルギスに連れていってもらおうとする。それでもとりあえず魔除けの草だけは忘れずに持っていくのだ。

ヴァルプルギスの夜に対する好奇心いっぱいの若者の姿がよくわかる。ヴァルプルギスの夜はどうやら女たちしか参加できないようだ。男たちはなんとしても行ってみたいと思う。そこで、女たちが空を飛ぶために身体に塗った軟膏の残りを探して身体に塗り、さて飛ぼうとするが、正しい呪文がわからず、あちこちぶつかりながらそれでもなんとか行き着く男、一言もしゃべらないと妻に約束して連れていってもらうが、つい声をあげて途中で落ちてしまう情けない男たちを取り上げた話もある。これらの話を読むと、ハルツの魔女は恐ろしい女ではなく、ヴァルプルギスの夜だけちょっと羽目を外して楽しむ普通の女たちに思える。

元々この日は春の訪れを祝い、夏の豊穣を祈る日だった。その前日つまり4月30日のヴァルプルギスの夜は冬の魔を追い払い、翌日の春を喜ぶ夜だった。農耕を主

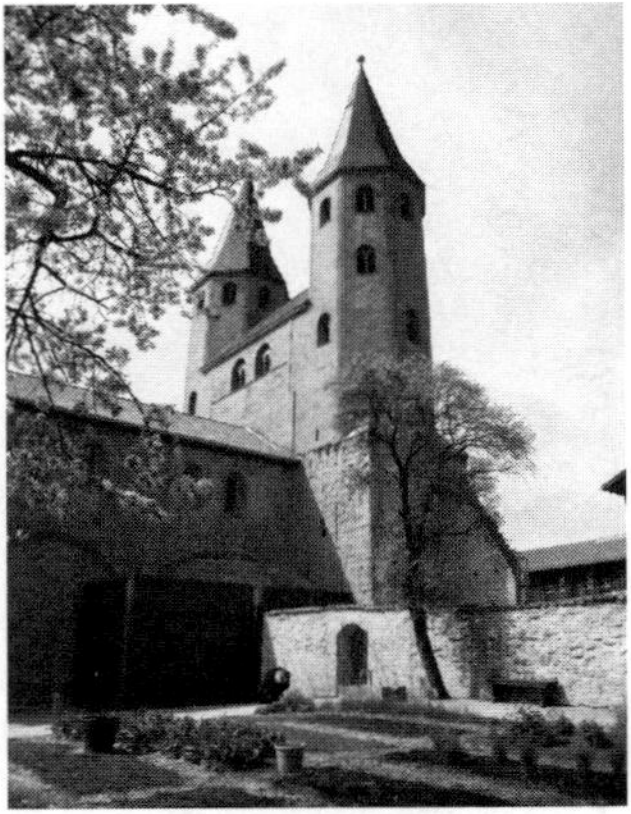

ドゥリュベック修道院

として生活する人々にとって、芽吹きの春、太陽のエネルギーがもっとも強い夏、収穫の喜びをもたらす秋は大切な季節だ。人々は近くにある高い山の上で、踊ったり、歌ったりして、冬の魔を払ってくれるよう、豊穣であるよう、彼らの神に祈った。

キリスト教はこのような異教の行事を快く思わなかったが、完全に根絶することはできなかった。それで春迎えはキリスト教の神の仕事、冬の魔は魔女や悪魔であって、ヴァルプルギスの夜は恐ろしいサバト（悪魔崇拝の集会）なのだというふうに作り変えていった。

ハルツの人々が信仰する神々はゲルマンの神々だった。ドイツがほぼキリスト教化しても北ドイツの人々の根っこにはザクセン人としてのプライドが残っていた。ザクセン族の起源について、グリム兄弟の『ドイツ伝説集』に「古い民間伝承によると、ザクセン人は最初の王アスカネス（アスカニウス）と一緒にハルツ山中の岩の中から生まれ出たという」という話が載っている。

ドイツのキリスト教化は南ドイツのほうから始まった。ハルツのような北ドイツの地域はなかなかキリスト教を受け入れなかった。彼らザクセン族は、フランク王国のカール大帝に征伐されてもなおしばらくは古代の神々を信仰し、彼らの習慣、風習を維持していた。

詩人ハインリヒ・ハイネは『精霊物語』（1835―1836年）の中で「キリスト教が古代ゲルマンの宗教をどうやって抹殺しようとしたか、あるいは自分のなかに取り入れようとしたかというそのやりかた、また古代ゲルマンの宗教の痕跡が民間信仰のなかにどのように保存されているか」と書いている。ハイネはユダヤ人であったがゆえに社会に受け入れられず、後にキリスト教に改宗するが、それを「ヨーロッパ社会への入場券」だと言ったという。胸に痛い言葉だ。

4月30日の夜に春迎えをするヴァルプルギスの夜という風習は生き残ったが、もはや古代の神々の姿はどこかに吹き飛んでしまった。ヴァルプルギスの夜は恐ろし

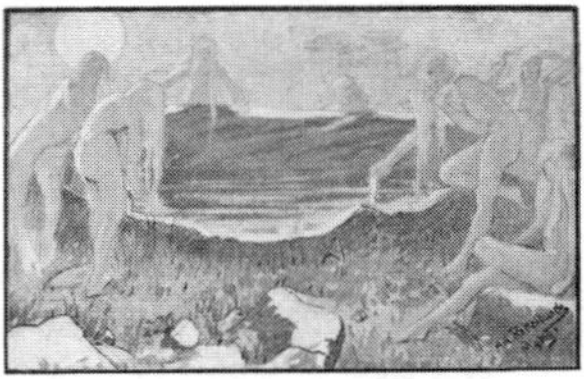

ブロッケン山でヴァルプルギスの夜に水浴する魔女たち。アードルフ・レッテルブッシュ画

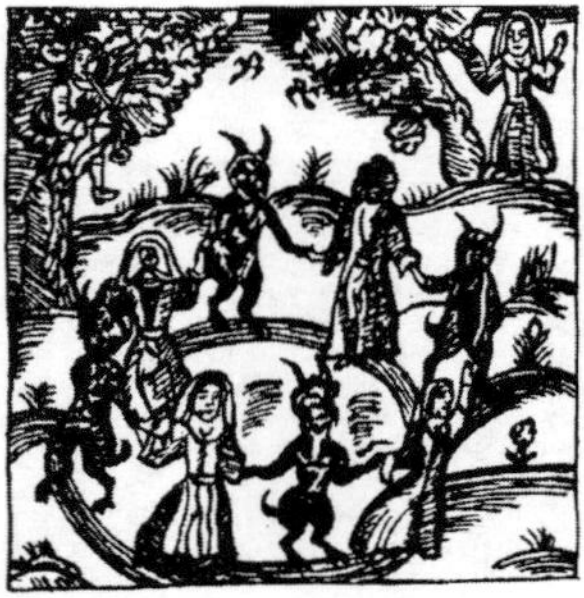

悪魔と輪になって踊る魔女。互いに背中を向けているのが見えるだろうか。これがサバトでの踊り方と言われている

悪魔と魔女のサバトだと言われて、誰もがそう信じた。それでも、ハルツの伝説を読めば、村人がこの夜を忌まわしいものとは思わず、4月30日の夜を心待ちしている様子が伝わってくるだろう。

ハルツはニーダーザクセン州とチューリンゲン州の一部ザクセン・アンハルト州の半分ほどを含む山岳地帯である。一番の名所は伝説「ヴァルプルギスの夜」の舞台になったブロッケン山（1142メートル）である。

村人がブロッケン山に寄せる親愛の念は大きい。ドイツが東西に分断されていた頃はブロッケン山は東ドイツの山だった。1989年11月に東西の壁が崩れると、その翌月12月にハルツの人たちは雪道をかき分けて、禁止区域を乗り越え、当時ソ連の基地だった山頂へ登って、解放を喜んだ。私の知人も参加したという。

ブロッケン山は一年のうちの大半は霧が発生するという。冬は雪で覆われ、夏の時期でも吹き飛ばされそうな強風が吹くことがある。また、ブロッケン現象で

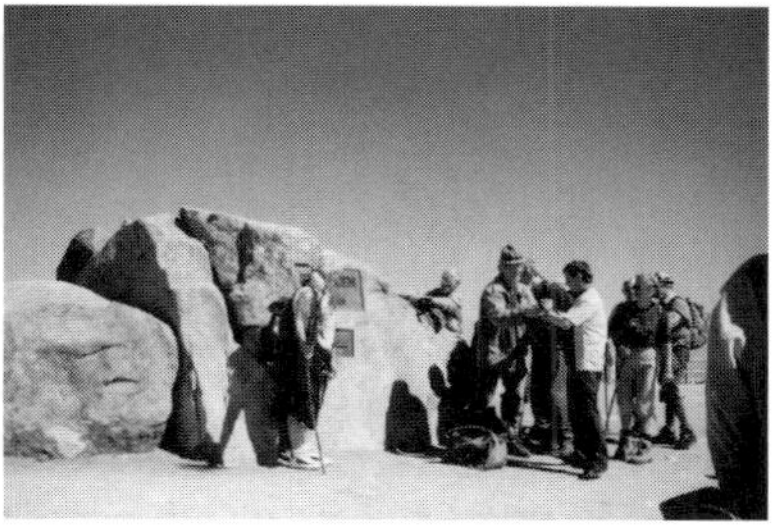

ブロッケン山頂

も知られている。太陽の光が背後にあるとき雲や霧の中に虹のような輪ができて、その中に自分の影が見える現象のことで、ハルツではこれをブロッケンの妖怪と呼んでいる。

　ヴァルプルギスの夜の伝説は北欧にも残っていて、いまもスウェーデンではこの夜を祝っていると聞いたことがある。しかし、ヴァルプルギスといえばドイツ、しかもブロッケン山というのが定説のようになったのは、ドイツの文学者ゲーテ（1749―1832年）の戯曲『ファウスト』のおかげである。そこにはこの夜の場面が詳しく取り上げられていたからだ。

　主人公ファウストは悪魔のメフィストフェレスに誘われてヴァルプルギスの夜に

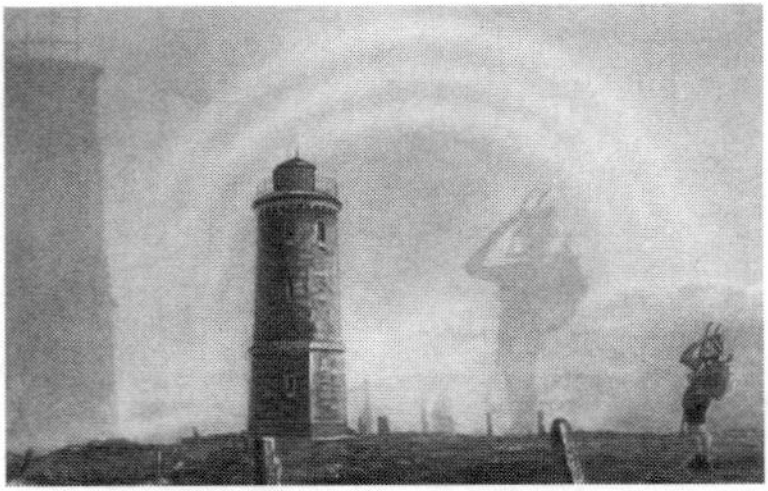
ブロッケンの妖怪が描かれた絵ハガキ。ブロッケン博物館

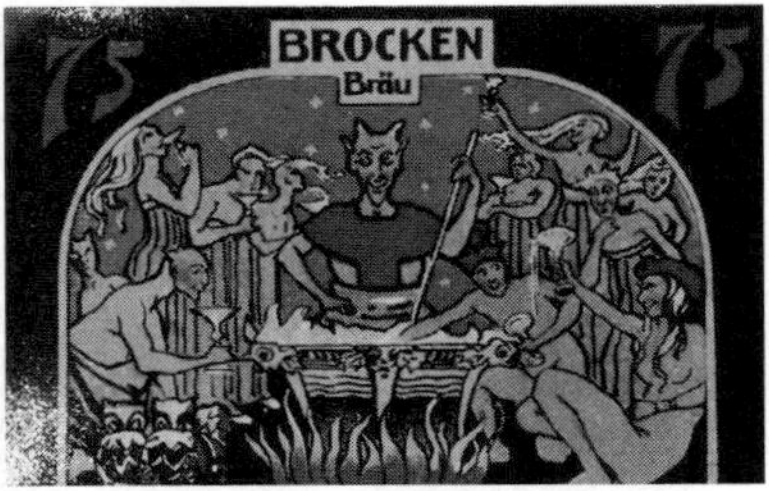

飲み物をつくるウーリアンが描かれたパネル。ブロッケン博物館

やってくる。魔女たちは「香油が元気の源、ボロが帆になる、桶が船だ、今日飛べなければずっと飛べない」（池内紀訳）と歌いながら、やってくる。

魔女はホウキに乗って飛ぶものだと思っていた人は、「桶の船ですって」とびっくりしたのではないだろうか。ドゥリュベックの若者の話にもなんとさまざまな乗り物が出てきただろう。空を飛ぶのはホウキにその力があるのではなく、幻想や浮遊感覚を生じさせる成分をもったベラドンナやケシ、アサ、チョウセンアサガオなどをベースにして作った軟膏を身体に塗ることによるのだ。『ファウスト』の魔女たちが歌う「香油」もそうした軟膏のことで、魔女たちはこれを身体に塗り元気になってヴァルプルギスの夜にブロッケン山目指して飛んでいくのである。

ハルツの伝説には軟膏だけでなく飲物も出てくる。ファウストは魔女の厨で魔女に作ってもらった飲物を飲んで若返った。飲物のほうが作りやすそうだ。薬草の選択さえまちがわなければそれを酒につけこむだけで簡単にできる。薬草は軟膏に使うものとほぼ同じようなものだったろう。

ハルツの土産屋では名物「魔女の薬草酒」が売られている。クローブや薬用サルビア、シナモン、月桂樹の葉、ネズの実など香りの強い薬草をリキュールに入れた

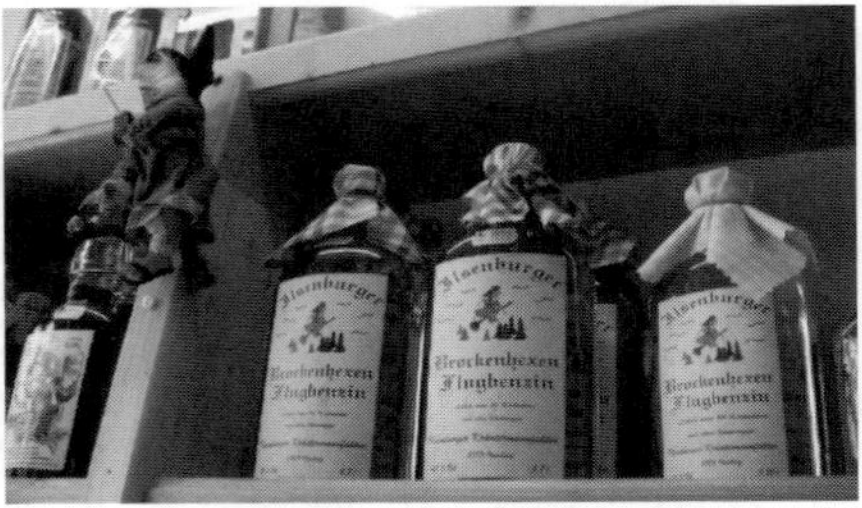

ハルツ名物の薬草酒

もので、とても甘いのにアルコール度数はかなり強いのでストレートでは飲みにくい。どうも私は好きになれそうもないが、それで空を飛べるなら喜んで飲んでもいい。

　さて、『ファウスト』のヴァルプルギスの夜に戻ると、そこには美女魔女、若い魔女、年寄りの魔女、半人前の魔女、古道具屋の魔女なんてものまでいる。ゲーテはワイマル（ハルツに接するドイツ東部の町）に住んでいたとき、ハルツ一帯の伝説を集めて読んでいた。随所にそれが取り入れられているのがわかる。たとえば、ファウストは恋人のことを忘れて美しい魔女と踊っていたが、魔女の口から赤いネズミが飛び出したのを見て我に返る。赤いネズミは魔女が作るという伝説がハルツにあったのだ。

　ドゥリュベックの若者は魔除けの草をブロッケン山まで持っていった。魔除け草のカノコソウやハナハッカは珍しい植物ではない。野辺や道端で容易に見つけることができる。この二つの薬草はどちらも強い香りがあるが、ハナハッカは胡椒に似たいい香りだ。ところがカノコソウは鼻をつまみたくなるほど臭い。このような強烈な香りが魔除け草の決め手になるようだ。

### ❖ハナハッカ(オレガノ)

ハナハッカ(*Origanum vulgare*)は別名オレガノ。初夏に咲く薄い紅色の小さな花はとてもきれい。樟脳に似た香り。肉料理の臭い消しなど香辛料として使われる。

### ❖カノコソウ

セイヨウカノコソウ(*Valeriana officinalis*)は、ドイツ語でバルドリアン(英語バレリアン)。中世の修

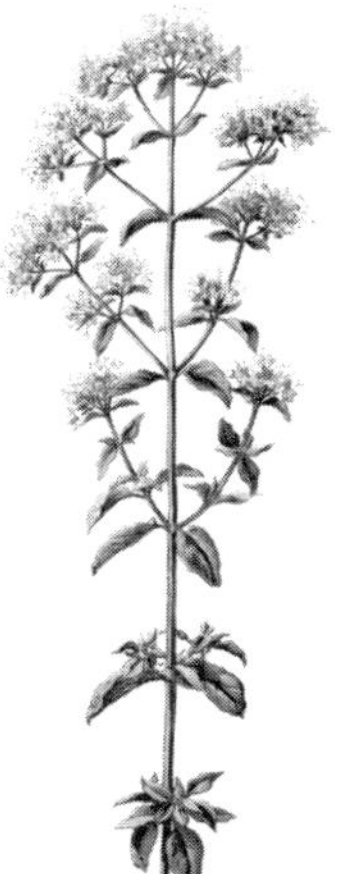

ハナハッカ(オレガノ)

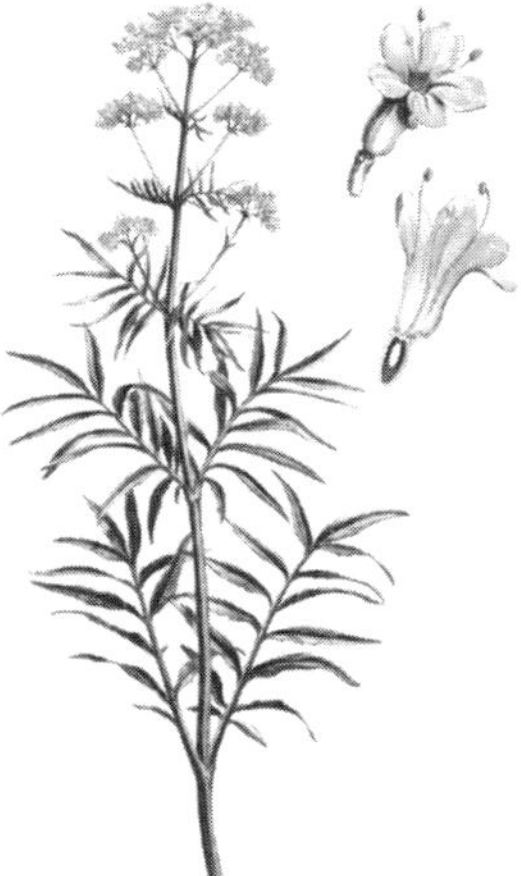

セイヨウカノコソウ

道院で盛んに栽培された。鎮静と睡眠効果が抜群。ハーブ茶として好まれるが、乾燥した根は、鼻をつまみたくなるような強烈な臭い。

## *Recipe:5* ヴァルプルギスの夜の料理

ヴァルプルギスの夜の宴ではどんな料理が出たのだろう。「ドゥリュベックの若者」の話は食事に触れていない。ただ、「どこもかしこもいい匂い」だったとある。これは料理の匂いだろうか。あるいは何か香料のようなものがまき散らされていたのだろうか。

スイスの法学者ウルリヒ・モリトールの『魔女と女予言者について』（１４９

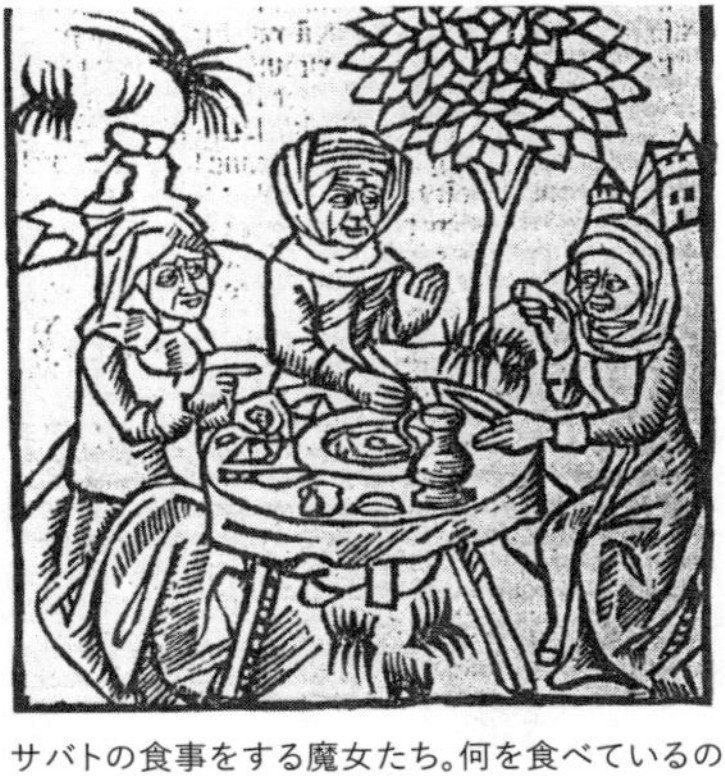

サバトの食事をする魔女たち。何を食べているのだろう。ウルリヒ・モリトール『魔女と女予言者について』（1496年頃）より

6年）に「魔女のサバト」という木版画が載っている。三人の魔女が一緒に食事をしているのだが、テーブルにのっている大きなデカンタとパンらしきものはかろうじてわかるが、皿にのっているのが何なのかはよくよく見てもわからない。

アイヒシュテット（南ドイツ）の魔女裁判（1637年）にかけられた四〇歳の女性はサバトで供された食事について「炙り肉や汁物などが緑の皿に入れてあるように見えるが、それらはカビが生えたように不味く、真っ黒で、まったく塩気がなく……パンや塩はどこにもなかった」と言っている。サバトに参加したろうと言われ、たとえ身に覚えがなくても、何か答えなければ拷問が待っている。彼女が必死に思いついた料理がこれだったと思うと切ない。

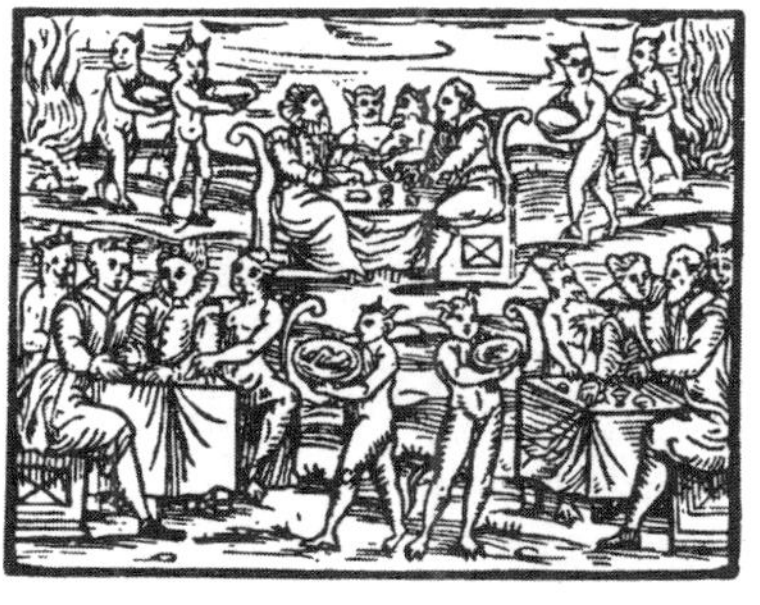
サバトの食卓風景。テーブルが何脚もありにぎやかそうだ。客人は男女で、支給するのは小悪魔たち。運んでいる皿を見てもどんな料理かわからない

せめて伝説の世界だけでいいから、ドゥリュベックの若者たちがいい匂いのする

料理を食べて、ヴァルプルギスの夜を楽しんでくれたらと思う。

4月30日のヴァルプルギスの夜は、ハルツ地方の一大イベントである。50を越える市町村が祭りを開き、悪魔や魔女の恰好をした人々が集まってくる。町には「ヘクセンケッセル（魔女の大釜）」とか「ヘクセンキュヒェ（魔女の厨）」という店があり、魔女の名前をつけたメニューがある。いずれも肉などを盛り付けた一皿料理で、特別魔女っぽいというものではない。ただし、名前に惹かれて注文するのも楽しい。

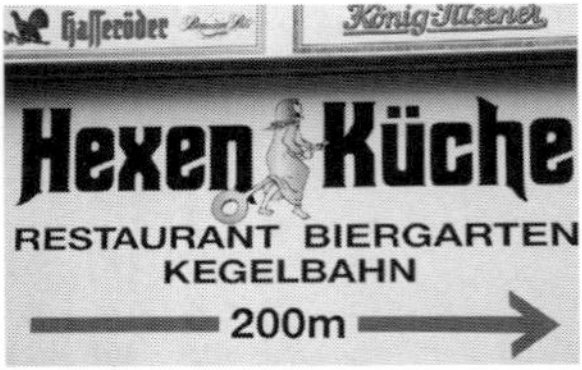

レストラン「魔女の厨」の案内板

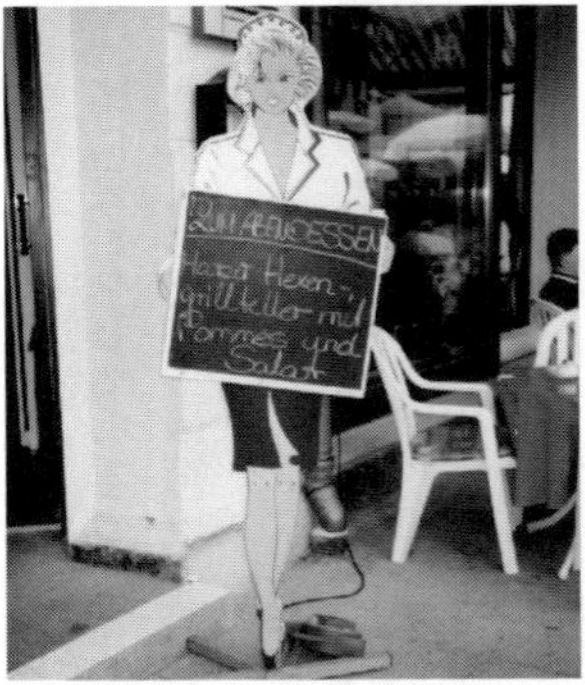
レストラン「魔女の大釜」のメニューは夕食としてポテトとサラダ付き鉄板焼き

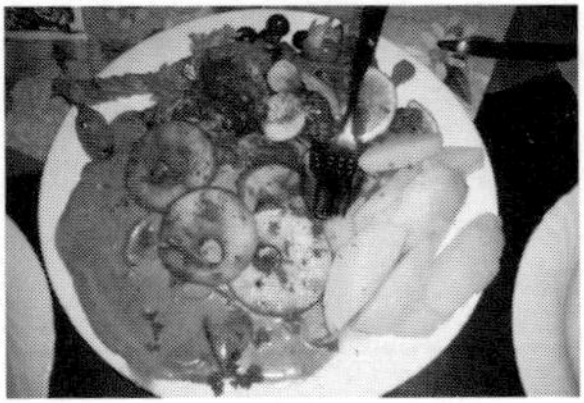
レストラン「魔女の血」で注文した魔女の一皿

# 女魔法使いの野菜畑――ラプンツェル

子どもを身ごもった女が隣の家の菜園に生えているラプンツェルを食べたくてたまらなくなり、夫にもらってきてくれないかと頼む。そこは魔法使いの女の家だったので、夫は見つからないように盗んできて、妻に食べさせた。妻は美味しい、美味しいと言って、次の日も食べたいと夫にせがむ。夫はまたも盗みに入るが、魔法使いの女に見つかってしまった。

事情を聞いた魔法使いの女はそういうことならいくらでも食べていいよと許してくれる。ただ、その代わりに子どもが生まれたらその子をもらいたいと言う。夫は恐ろしくてたまらず、約束をしてしまう。やがて女の子が生まれると、魔法使いの女がやってきて、その子にラプンツェルという名前をつけて連れていってしまった。

女の子は一二歳になったとき、上のほうに窓が一つあるきりの入口もない塔の中に閉じこめられて、そこで育てられる。では、どうやって魔法使いの女は中に入るのかというと、塔の下で「ラプンツェル、ラプンツェル、おまえの髪を垂らしておそくれ」と言う。すると見事な金髪の長い髪が上の窓からスルスルと降りてくる。それにつかまってよじ登っていくのである。髪が痛くないのだろうかなどというつまらないいちゃもんはつけない。そもそも入口もない塔にどうやってラプンツェルを閉じこめたのかも書かれていないのだから。

こんなふうにして時がたち、あるときどこかの国の王子が塔のそばを通りかかり、塔から聞こえるラプンツェルの歌声を耳にし、すっかり恋焦がれてしまった。何回か見張っているうちに魔法使いの女のやり方を知り、マネをした。ラプンツェルは王子を見てギョッとする。なにせ生まれて初めて男性を見たのだ。だが、王子の優しい言葉を聞くうちにすっかり王子のことが好きになってしまい、王子のプロポーズを受けてしまう。

やがて魔法使いの女はラプンツェルと王子の秘め事を知ってしまい、怒りのあまり、彼女の長い髪を切り落とし、彼女を荒野に追放してしまう。そうとは知らない王子は魔法使いの女が窓からたらしたラプンツェルの髪の毛に伝わって塔の中へ入る。すると、そこには形相すさまじい魔法使いの女が立っていたので、びっくり仰天。しかもラプンツェルはもういないと知って、絶望して塔から身を投げてしまった。そのとき、王子は塔の下に生えていたイバラで両目を突き、盲目となってしまった。そして何年もの間、泣きながらラプンツェルを求めて森の中をさまよい歩く日々を過ごすことになる。

一方、ラプンツェルは荒野の一軒家で王子の子（双子）を産み、暮らしている。やがて王子は荒野にやってきてラプンツェルの歌声を耳にした。こうして、ついに二人は出会うことができた。彼女の涙が二滴、王子の目を濡らすと、王子の目は開いて、ハッピーエンド。

この話の面白いのはラプンツェルが長い金髪を垂らすシーンで、これは画家たちの創作意欲を大いにかきたてた。この場面を描いた絵だけを集めた本もある。

「ラプンツェルの塔」のある遊園地もある。塔の下で、「ラプンツェル、ラプンツェル」と大声を出すと三つ編みの長い髪が窓からスルスルと降りてくる。子

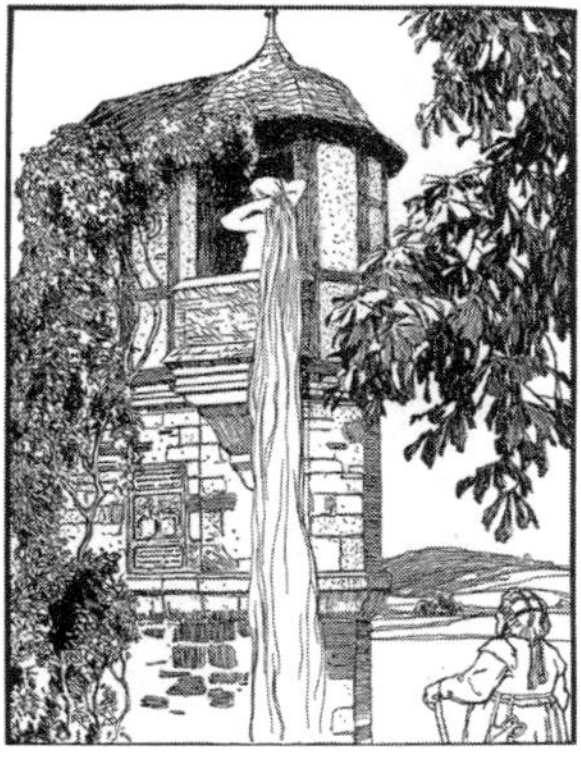

塔の中のラプンツェル。オットー・ウベローデ画

どもたちは大喜びだ。２０１２年にはディズニーアニメ「ラプンツェル」が製作された。『グリム童話』の「ラプンツェル」とはかなり違う筋だったが、画面に映る長い金髪は、それはそれは見事だった。

ちょっと恐ろしい髪の話は20世紀になって医学界で報告されるようになったラプンツェル症候群。主に二〇歳以下の少女に見られるもので、自分の髪の毛をむしって食べる異食症の一種である。日本では食毛症という。

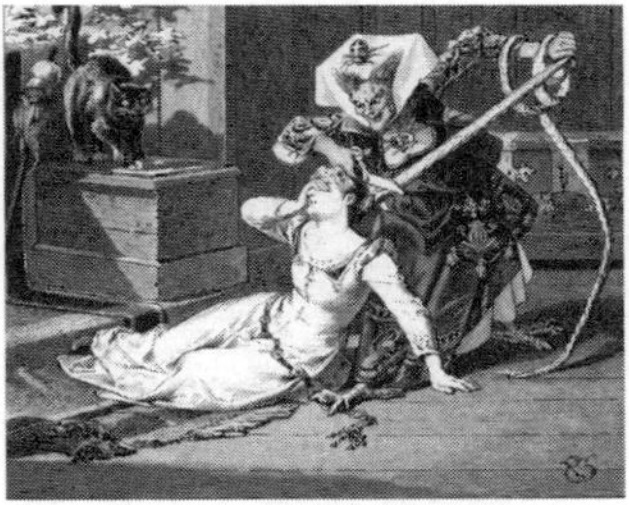

12. Philipp Grot Johann (1841–1892): Rapunzel-Ill. Stuttgart u.a. 1893 (Kat. Nr. 18).

怒りにまかせてラプンツェルの髪を切る魔法使いの女。P.グロート・ヨハン画

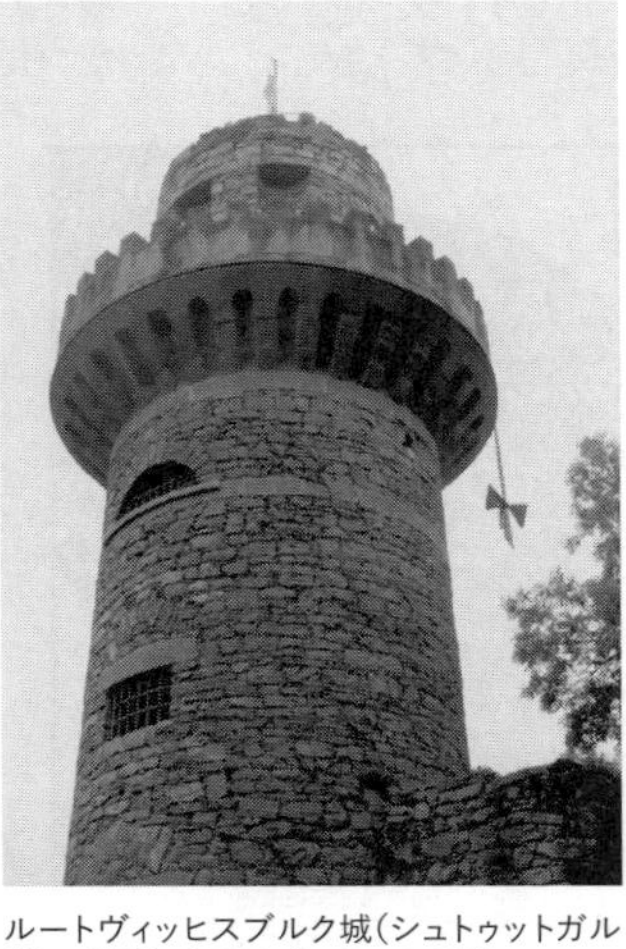

ルートヴィッヒスブルク城（シュトゥットガルト）の公園にあるラプンツェルの塔

つまり、ラプンツェルと言えば長い髪のことばかりイメージされるのだが、そもそもこの話の発端だったラプンツェルとはどんな植物なのだろうか。

グリム兄弟は『グリム童話』の注釈本の中でこの話をフリードリヒ・シュルツの本（1790年）から採録したと簡単に書いているだけだった。ところが、20世紀になって、メルヘン研究家マックス・リュティがこれはルイ14世の女官だったフランス人ド・ラ・フォルスの作品『妖精の部屋』（1698年）の中の一編「ペルシネット」の翻訳であることをつきとめた。ペルシネットとはフランス語でパセリという意味である。

フォルスは自分の作品は創作だと言っているようだが、イタリアの詩人ジャンバティスタ・バジーレの説話集『ペンタメローネ』（1634―1636年）の中にもよく似た話がある。それは「ペトロシネッラ」という話で、これも「パセリちゃん」という意味である。

つまり、バジーレの「ペトロシネッラ」もフォルスの「ペルジネット」もパセリである。ではシュルツはフォルスの作品を翻訳するとき、なぜ「ラプンツェル」にしたのだろうと私は不思議でならなかった。

フォルスとシュルツの作品を比較した小澤俊夫の『グリム童話の誕生』によれば、フォルスの「ペルシネット」では「この時代、この地方では、パセリは世にも珍しいもの」で「わざわざインドから取りよせた」ものだと書かれていたが、シュルツはこれを翻訳する際、「ラプンツェルはそのころにはまだたいへん珍しい草で」「海の向こうから取りよせた」と訳している。

この話の時代がいつで場所がどこなのかわからないが、パセリの原産地は地中海沿岸で、古代ギリシャでは聖なる植物とみなされ、古代ローマではすでに料理用に食されている。中世には修道院で盛んに栽培されている。

一方、ラプンツェルはというと、これとは特定できないようだ。オミナエシ科のフェルトザラートであるというのがいまのところ最有力候補である。地中海沿岸が原産で、17世紀になって菜園で栽培されるように

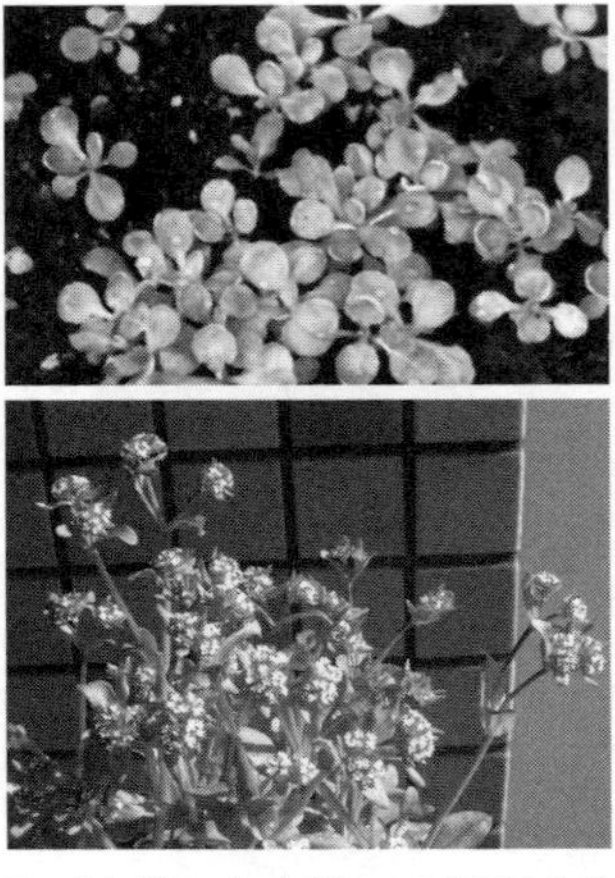

フェルトザラート。もうちょっと伸びたら食べ頃（上）。フェルトザラートの花（下）

なった。日本でもこの説を取っている。私もラプンツェルと言えば、このフェルトザラートだとばかり思っていた。ところがドイツにはラプンツェルと呼ばれる植物がもう二つあった。一つは、ツリガネの形をした可愛い花を咲かせるキキョウ科のラプンツェル・グロッケンブルーメ（*Campanula rapunculus*）である。これはすでに16世紀に食用として菜園で栽培されていた。

もう一つも同じキキョウ科の「悪魔のかぎ爪」（*Phyteuma*）である。これは単にラプンツェルンとも言われ、いい香りがし、かつては野菜として食されたそうだ。ヨーロッパの標高600メートル以上の山岳地帯に生育するという。

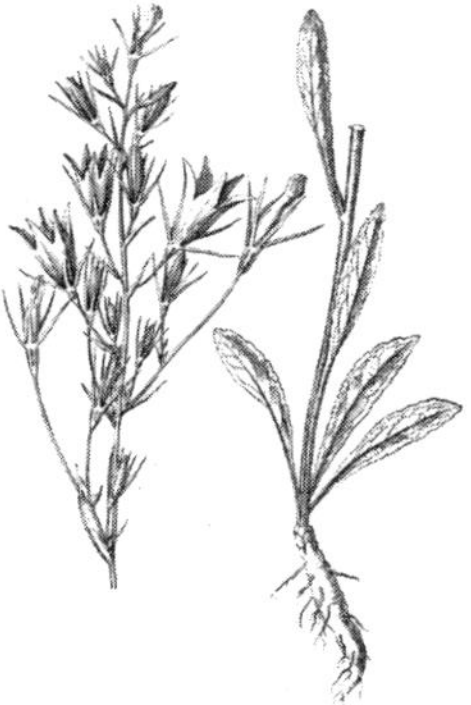

ラプンツェル・グロッケンブルーメ
Losch:Kräuterbuch.1914より

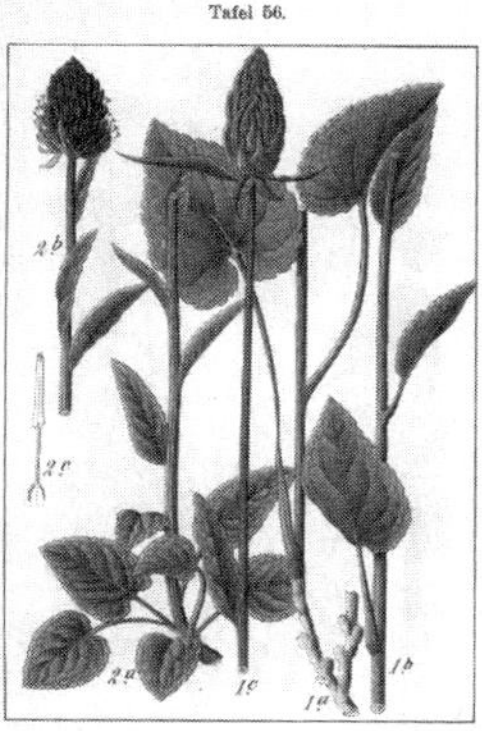

1. Blauer Waldrapunzel, Phyteuma nigrum.
2. Weisser Waldrapunzel, Phyteuma spicatum.

悪魔のかぎ爪

植物図鑑で見ると、茎の上に紫色の小さな花が紡錘形になって咲き、その花の一部分だろうか、いかにもかぎ爪のように飛び出して外に曲がっている。

この「悪魔のかぎ爪」が「ラプンツェル」に出てくる植物だったとすればという前提で、あるドイツ人女性の薬草治療師が紹介している解釈には思わず目をむいた。魔法使いの女がラプンツェルを盗まれて激しく怒ったり、ラプンツェルの母親が、食べられなかったら死んでもいいというほど食べたかったのは、彼女たちが悪魔のかぎ爪にひっかけられたから、つまり悪魔に魅入られたからで、ラプンツェルの本当の父親は悪魔だったというのだ。

シュルツがどのラプンツェルを思い浮かべてパセリをラプンツェルと訳したのかわからないが、シュルツの時代にはまだ珍しい野菜だったというなら、17世紀になって栽培が始まったフェルトザラートがやはり有力だろう。フランスやイタリアでパセリがたいへん珍しいと言われるような野菜であったかどうかには疑問が残る。

### ❖フェルトザラート

和名はノチシャというが、キク科のチシャ（レタス）とはまったく別物である。

オミナエシ科の植物で、ドイツではフェルトザラート（*Valerianella locusta*）という呼び方のほうが一般的だが、ラプンツェルとしたり、両方を表記した種袋もある。若葉のころに摘んで、生野菜サラダにして食べる。スーパーマーケットでは葉をパックにしたものや、量り売りでも売られている。

そのまま摘まないでいると茎が伸びて、白い小さな花が咲く。可憐である。あまり癖のない味で、私はさっと湯がいておひたしにして食べるのが好きである。カルシウムの多い野菜だから妊婦にはいいのだろう。

ちなみに、パセリは鉄分含有量が非常に多く、食欲増進や疲労回復、お肌のシミ取りにも効果があるので妊婦にもいいという。日本でよく付け合せに出てくるパセリは葉が小さくて縮れているが、これは品質改良されたものである。

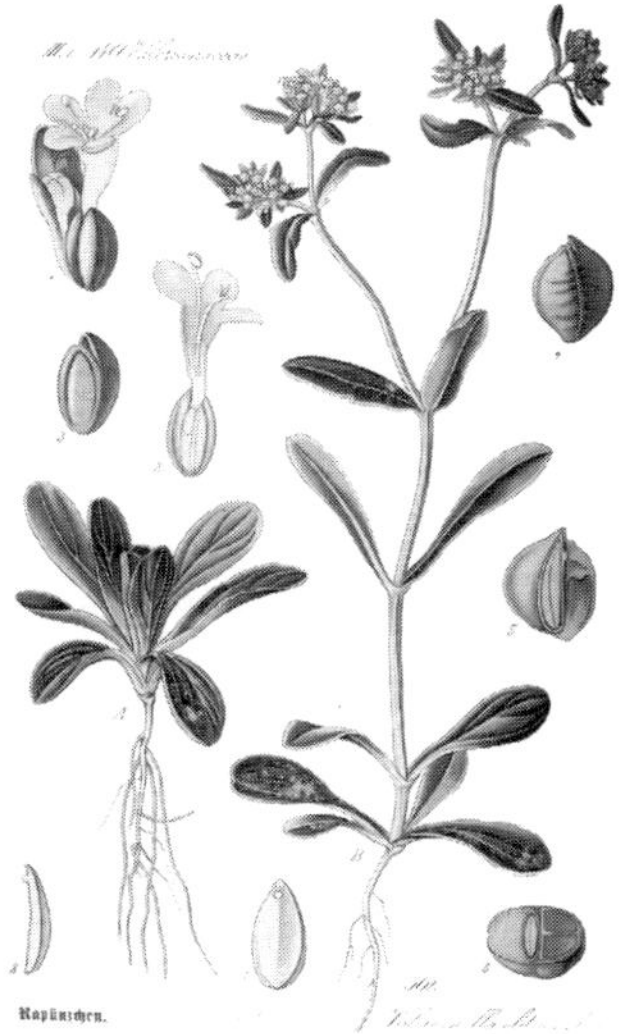


フェルトザラート

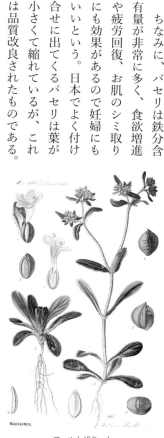

# 「白雪姫」の毒リンゴ

「鏡よ、壁の鏡よ。国中で一番美しいのは誰だい？」

「女王さま、ここではあなたが一番美しい。しかし、山のむこうの七人の小人のところにいる白雪姫はあなたより千倍も美しい」

「なんだって！」嘘をつかない不思議な鏡の言葉を聞いて女王の顔は蒼白になる。

「なんと、家来の狩人は森で白雪姫を殺したのではなかったのか。その証拠に肺と肝を持ち帰ったではないか。だから、私はそれを食べた。白雪姫は死んだ。だから、私が一番美しい女のはずではないか」

女王は何としても白雪姫を亡き者にしなくては気持ちが収まらない。女王は白雪姫殺しを試みる。

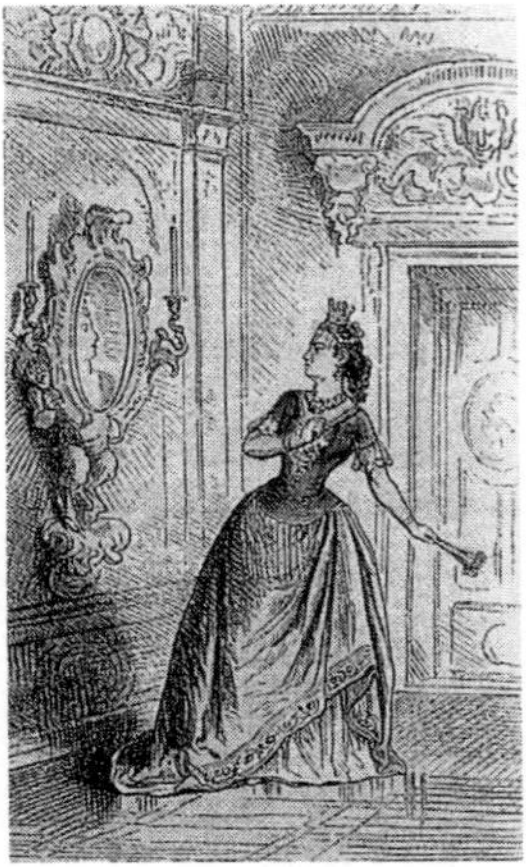

「白雪姫のほうが千倍も美しい」鏡の答えに青ざめる王女。テーオドーア・ホーゼマン画

だが二回失敗し、三回目でやっと毒入りリンゴを作って、白雪姫を倒すことに成功した、と思ったが、なんと白雪姫はリンゴをのどに詰まらせて倒れただけだった。やがて通りかかった王子がガラスの棺の中の白雪姫を見染めて小人から譲ってもらい持ち帰る。棺を担いで山を下りる家来の一人がつまずいてよろけた。その拍子に棺がグラリと揺れて、白雪姫の喉からリンゴのかけらが飛び出し、白雪姫は生き返った。

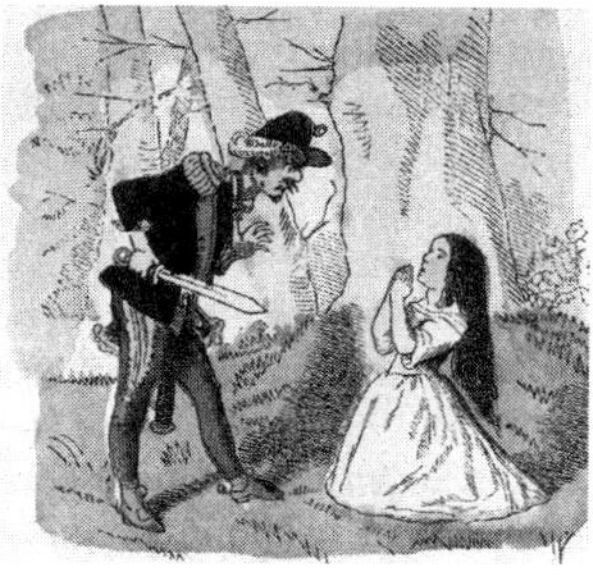
助けを乞う白雪姫。テーオドーア・ホーゼマン画

グリム童話のなかでも「白雪姫」が好かれるのはなぜだろう。童話ならではの筋立てだが、継母の三度にわたる白雪姫殺しの手緩さ。そんな計画にまんまと乗ってしまう白雪姫の愚かさ、継母の魔法ってこんな程度のものだったのかという上から目線で読める面白さか。

ところで、白雪姫の継母はたいてい「魔女」と呼ばれているが、本当に魔女なのだろうか。魔女はドイツ語でヘクセだった。『グリム童話』に出てくる白雪姫の継母は魔女（ヘクセ）とは書かれていない。「魔女術」を習ったことがあると書かれているだけだ。魔女術（ヘクセンクンスト）という言葉は馴染みがないと思うが、魔女を告発するときに使われた言葉だった。天候を左右し農作物をダメにし、牛乳を腐らせたり、人や家畜を病気にさせたりする悪い術のことで、一般に言う魔法あるいは魔術とはかなり意味合いが違う。

その魔女術を習ったというのは習得したということだろうか。であれば、白雪姫がのどに詰まらせた毒リンゴは不完全だったのか。女王の白雪姫殺害の一回目は小間物屋に化けてきれいな胸紐を売りつけ、それで白雪姫を窒息させるが、七人の小人に発見されて事なきを得る。二回目は毒のある櫛を売りつけて白雪姫の髪を梳いてやる。倒れる白雪姫。これも小人に発見される。「ウーン、なんとしても殺してやる」と作ったのが毒リンゴだった。継母は白雪姫よりは頭がいい。白雪姫がリンゴを買うかどうかわからないから、どんなに美味しいかを白雪姫に納得してもらわなければと思い、半分は真っ赤で毒入り、もう半分は自分が食べて見せる毒なしだが白くて不味そうなリンゴを作る。

つまらないことにこだわるようだが、このようなリンゴは魔女術を使わなくても作れるのではないか。リンゴの半分を赤く染めて、そこに毒を注入すれば簡単に作れるのではないかと思うと、継母ではないが「エイ、なんとしても作ってやる」とばかり挑戦することにした。

ところがそううまくはいかなかった。それで、そういうことには興味を持ってやってくれそうな友人にも試してもらうことにした。しかし、結果はだめだった。半分だけというのは案外難しい。やはり魔女術でないとできないのか。それならこの継母はやはり魔女なのか。だったらなぜグリム兄弟は継母を「魔女だった」と書か

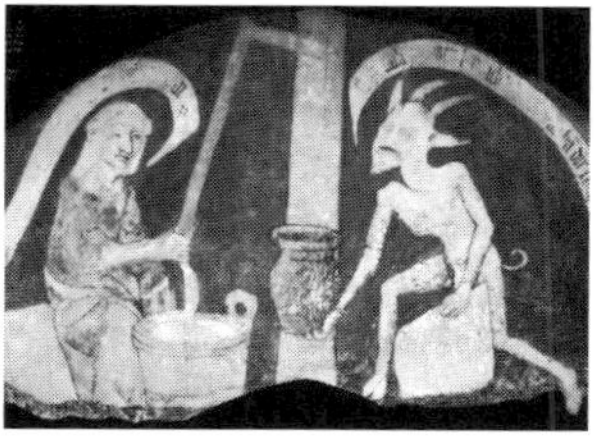

魔女の術の一つ。柱を乳牛にみたて、オノを突き刺してそこから牛乳を盗む。悪魔がツボを持って待っている。旧カタリーナ礼拝堂(エッピンゲン)

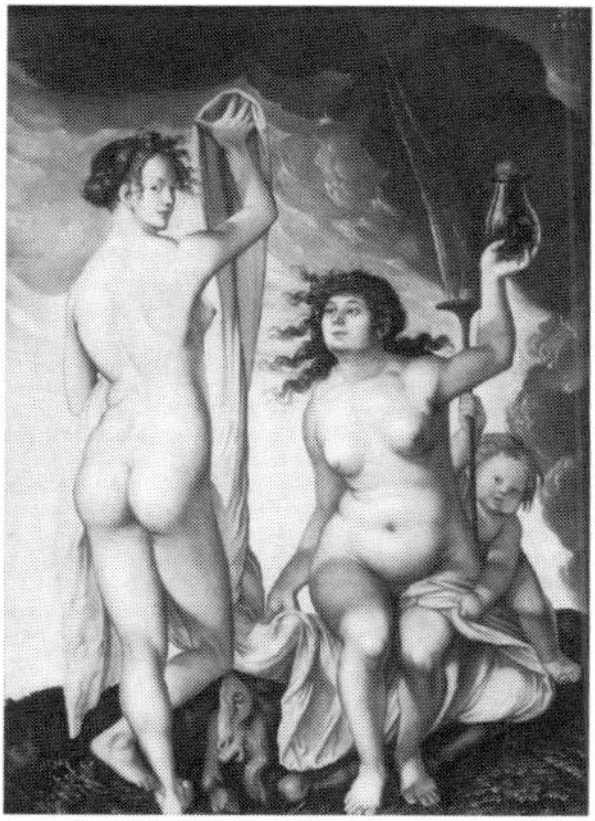

天候を左右する魔女。ハンス・バルドゥング・グリーン画「魔女」(1523年)。シュテーデル美術館(フランクフルト)

なかったのか。

助かった白雪姫は王子さまのお城で結婚式を挙げることになった。継母のもとにも招待状が届き、出かける間際にまたも鏡に問うと、鏡は答える。

「女王様、ここではあなたが一番美しいが、若いお妃さまはあなたよりも千倍も美しい」

女王は不安でならなかったが、その「若いお妃」というのをどうしても見たくてたまらず、結婚式に出かけて行った。すると、そこに立っていたのはまぎれもなくあの白雪姫。立ち尽くす女王のところへ真っ赤に焼けた鉄の靴が運ばれ、無理やり履かされる。女王は熱くて熱くて、飛び跳ねながら、死んでしまった。この継母の最期はどう見ても迫害された魔女が受けた処刑と同じではないか。

女王は確かに白雪姫を殺そうと執拗に三度も殺害計画を練った悪い人間だ。しかし、彼女のしたことはこれほどむごい最期を遂げるに値しただろうか。

恐ろしい魔女の術を使ったという噂だけで、一切の弁明も許されずに焼き殺されていった魔女狩り時代の魔女たちの運命と重なって見える。童話の形式だから仕方ないが、白雪姫がもう少し賢かったら女王の殺害計画など成立しなかっただろうに。

女王の殺害未遂事件を現代の法律で裁いてみたらどうなるだろう。

白雪姫が継母の罠にかかったのも、見るからに美味しそうな真っ赤なリンゴの実だったからで、ウーン、味に優劣をつけるつもりはないが、栗とか梨の実だったらどうだろう。

リンゴあるいはリンゴの木はグリム童話でももっとも多く出てくる植物の一つである。その他、文学、歴史科学、あらゆる領域で大き

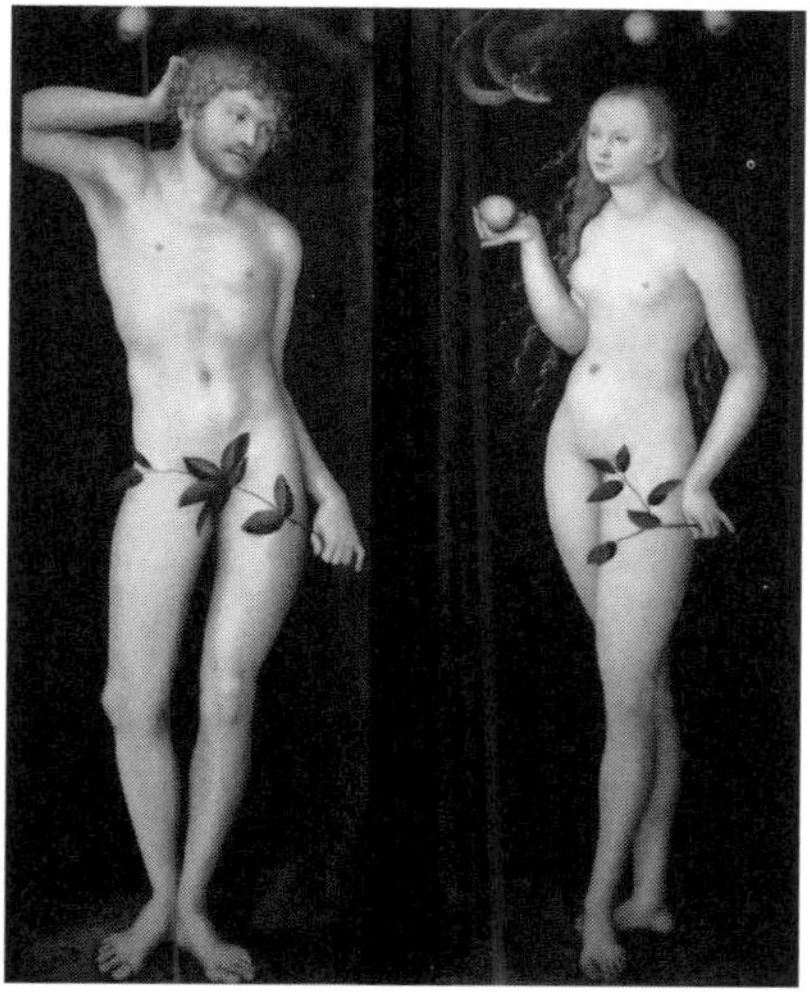

ホントに食べていいのかなといった顔つきのアダム。ルーカス・クラーナハ画「アダムとイヴ」(1528年)美術史美術館(オーストリア)

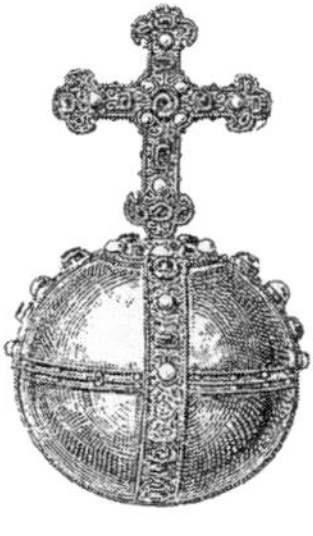

帝国のリンゴ

な役割を担っている。

リンゴと言えばたちどころに思い浮かべることのできるものがある。本当は別な果実だったのだが、普通リンゴと言われるアダムとイブの知恵の実（旧約聖書）、三人の女神のうちで一番美しい女神にリンゴを与えたパリスの審判（ギリシャ神話）、女神イズンが管理する若さを与えるリンゴ（北欧神話）、ドイツ王権のシンボルである十字架付き宝珠は「帝国のリンゴ」、スイス独立運動の英雄ウィリアム・テルのリンゴ、アップル社のロゴマーク、ニュートンの引力発見に関する逸話などなど。これらのリンゴはすべて果実としてのリンゴである。

ところでニュートンのリンゴの木だが、ニュートンの生家にあったリンゴの木は接ぎ木によって各国に譲渡され、日本では1964年に英国から日本学士院長に贈られ、東京の小石川植物園にある。リンゴは自家不和合性（同じ木の花粉が同じ正常な柱頭に受粉しても種子にはならないこと）のために「由香里」を花粉親として受粉し結実させているという。11月初めに訪れたが、残念ながら緑の葉が散らずにあるだけだった。

たまたま、埼玉大学にも小石川植物園から譲り受けたリンゴの木があり、202

3年に初めて実をつけたという新聞記事を見たので、実が落ちないうちに行ってみようかと思って問い合わせをしたら、だいぶ前に落ちてしまったということだった。

　グリム童話には「白雪姫」を筆頭にリンゴの出てくる話は14話あるが、それらはすべてが果実である。

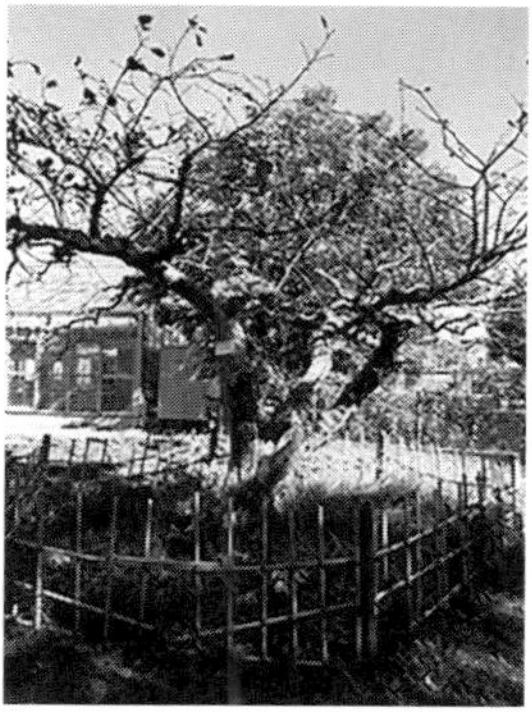
ニュートンのリンゴの木
（小石川植物園）

　昔、ドイツの田舎道をタクシーに乗っているとき、両側にリンゴの木が植えられていて、ちょうど薄桃色の花がまっさかりだった。その時に運転手から聞いた話だが、「昔のドイツでは、親方（マイスター）になるために、多くの若者がいい親方を探して修行の旅をしたんだ。彼らが旅の途中でお腹が空いたときに食べられるように街道にリンゴの木を植えたのだよ」と言う。ちょっといい話だと思った。

　だが、どうもリンゴについては花の影が薄い。あんなに美しいのに。そこで思い出したのが「カチューシャ」（マイトヴェイ・ブランテル作曲　ミハイル・イサコフスキー作詞）という唄だった。

岸辺で恋しい人を想ってうたう歌。リンゴの花のほころびに春を知る。曲もいいし、歌詞もいい。私はこれを古いロシア民謡だと思っていたが、作詞家も作曲家もいる1938年に作られたロシア歌曲だった。この恋人は国境警備に徴用された若い兵士だったこと、1942年の独ソ戦が始まると、戦場で兵士たちが好んでうたった歌だったことなどを知って、びっくりした。

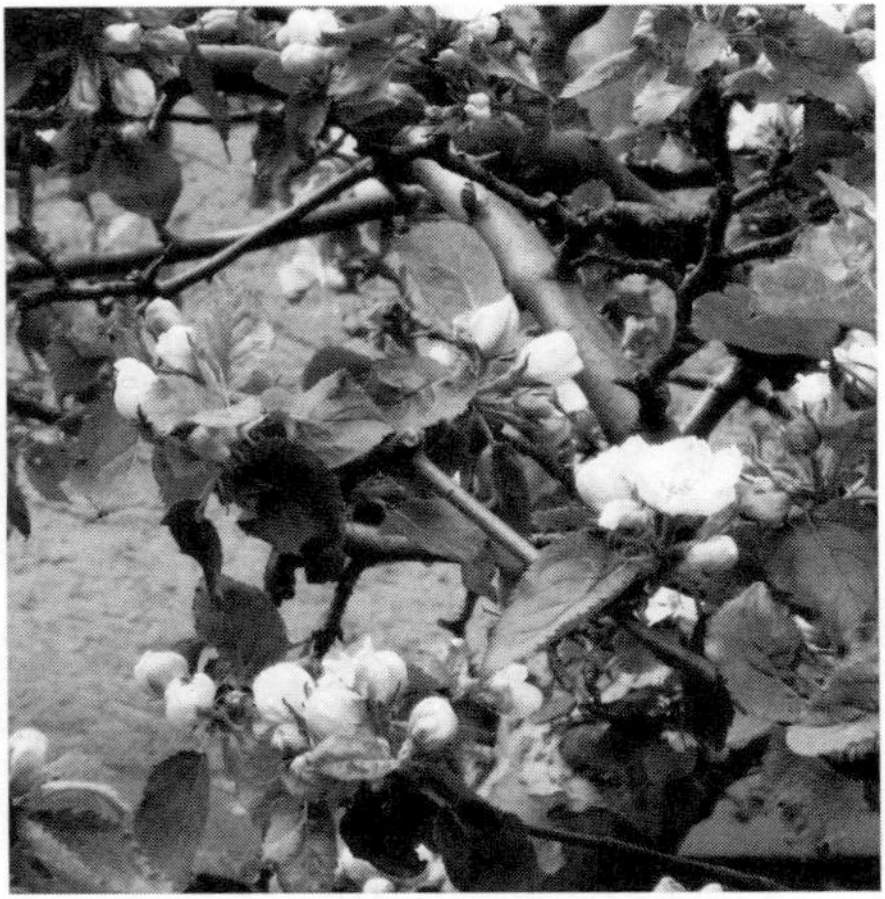

リンゴの花

### ❖リンゴ

果実はビタミンCやミネラルなどが豊富で、栄養価も高い。ポリフェノールは脂肪の蓄積を抑える効果があるという。ひとときリンゴダイエットが流行ったのもこれに依ったのだろう。

原産地はカザフスタン。紀元前600年頃の炭化したリンゴがトルコで発見されているという。日本でいま食べられているリンゴはセイヨウリンゴで、明治時代になってから栽培されたもの。

リンゴは去痰、利尿、整腸や、消化器、呼吸器のはたらきを整える効果がある。さらにイライラ解消、食欲増進、二日酔い解消、鎮静、気力充実の効果もあるという。リンゴが食用として人気があるのもうなづける。ある統計（2009年）によれば日本のリンゴ生産量は世界で14位、ドイツは12位、中国が1位だそうだ。

リンゴジュースはもっともポピュラーだが、フランクフルトの名物にアップフェルヴァインというリンゴ酒がある。ちょっと酸味が

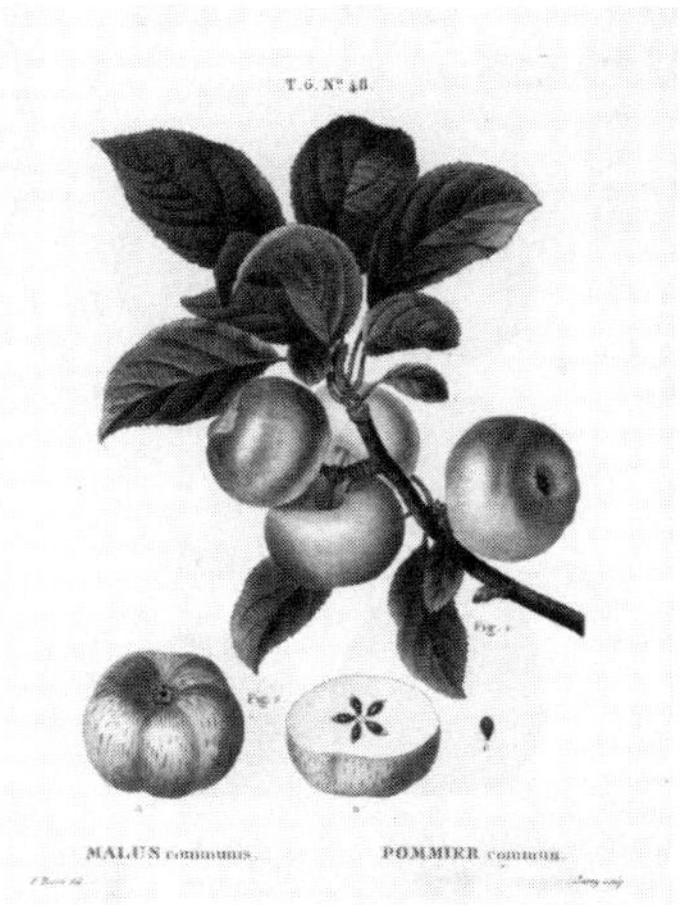

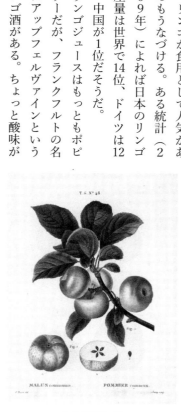

セイヨウリンゴ

あるので、好まない人もいるが、私は好きなほうだ。カルヴァドスというブランデーもリンゴを原料とした蒸留酒だ。ちなみにこれはフランスのノルマンディ地方で作られるものにしか使えない名前で、それ以外はアップル・ブランデーと言わなければいけない。発泡ワインのシャンパンもシャンパーニュ地方で作られたものにしか言わないのと同じである。

歴史、伝説、言い伝え、童話、食卓……あらゆる分野に欠けることなく登場するリンゴはやっぱり果物の王様かもしれない。「一日リンゴ一個で医者知らず」という諺は英国発祥らしいが、ドイツでも日本でも使われる。リンゴは魔女と結びつく植物というより優しい仙女からの贈り物にちがいない。

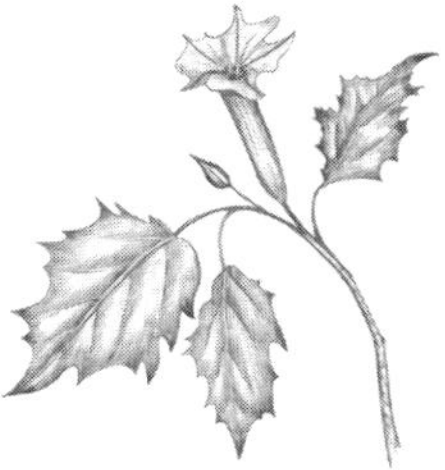

# 第2章 魔力を秘めた植物たち

## 魔力の源は植物にあり

魔女は魔力を持った植物と結びついているというイメージが強い。それは実際に魔力を持った植物があって、魔女はこうした魔力ある植物について良く知っていて、善悪どちらの場合でも、それらを自在に駆使していたにちがいないと考えられていたからだろう。では「魔女ならこの植物」というような具体的に魔女と結びつく植物はどんな植物なのだろう。

まず前章で紹介した魔女の飛行用軟膏の材料がその一つだろう。これについては本章でもう少し詳しく紹介したい。

また、同じ魔力ある植物としてよく知られているものに魔法の杖がある。ディズニー映画「シンデレラ」に出てくる妖精が「ビビディ・バビディ・ブー」と呪文を唱えて、杖を振ると、カボチャが馬車に、粗末な服が見事なドレスに変わるあの魔法の杖だ。子どもの頃にこんな杖が欲しいなあと思って鉛筆を振って呪文を口ずさんだものだ。

この杖は映画ではただの短い棒のように見える。映画の原作になったシャルル・ペローの「サンドリヨン」でもただ「杖」としか書かれていないので、探す決め手はない。現代だったら、杖の材料は木材のほかに、アルミ合金、グラスファイバー、カーボンファイバー、マグネシウム合金などたくさんあるが、魔法の杖といえば木製に勝るものはない。木製（植物）には木の精の力が感じられるからだ。

「ハリー・ポッター」シリーズの最初の巻に、主人公ハリーが杖を買いに行く場面がある。そこでは杖の材質についてかなり詳細な説明がある。ハリーが買った杖はヒイラギの木と不死鳥の羽根でできたもので、ハリーの父親の杖は変身術に最高の力を発揮するマホガニー製だった。

ところが、ハリー・ポッターの杖よりももっとすごい魔法の杖がある。『旧約聖書』の中で語られているイスラエルの指導者モーセが神から与えられた杖である。その威力のすごいこと比類がない。エジプトの王ファラオに迫害され、モーセに導かれてエジプト脱出をしたヘブライの民は海に阻まれてあわや敵の手におちるかというとき、モーセが杖を振ると海が真っ二つに割れて彼らは逃げ延びることができた。なんとも雄大な話だが、この杖も木製である。

このような「魔女の軟膏」や「魔法の杖」以外にも魔力を持った植物はある。たとえば、もともとは普通の植物だったのに時代とともに不思議な力を持つようになった不気味な植物マンドラゴラがそうだ。また、ユリやネズの木も伝説の世界では人間の生死と結びつく不思議な力を持った植物である。『グリム童話』には呪いを解く植物の話もある。

このように不思議な魔力を秘めたものとして語られ続けてきた植物には心惹かれてしまう。そのような植物をいくつか紹介しよう。

## 魔女が空を飛ぶのは植物の力

魔女に欠かせないアイテムといえばホウキだろう。かつて魔女は空を飛ぶものだと信じられていた時代があった。なんの証拠もないし、実際に見たこともないのに、人はそう信じたのである。なぜそう信じたのだろう。

魔女はそのホウキをどこで入手したのだろう。それとも自分で作ったのか。だったらその材料は何なのか。そして、魔女は空を飛んでどこへ行ったのだろう。魔女はどんな姿をしていたのだろう。まさか黒いマントにとんがり帽子、一目で魔女とわかるかっこうをしていたはずはないだろう。

私たちはかつて多くの女性たちが魔女として処刑されたというヨーロッパの歴史について知っているはずである。にもかかわらず、魔女が好きとか魔女になりたいという人がいるのはなぜなのだろう。魔女になって殺されたいと思っているわけではないだろう。おそらく魔法が使えて明るくてポジティヴな魔女にあこがれているのだろう。

だから、現代の魔女ファンは魔女という言葉を聞いただけでなにかしら楽しくなる。いまはそういう新しい魔女が誕生している。だから、ホウキで空を飛ぶステレ

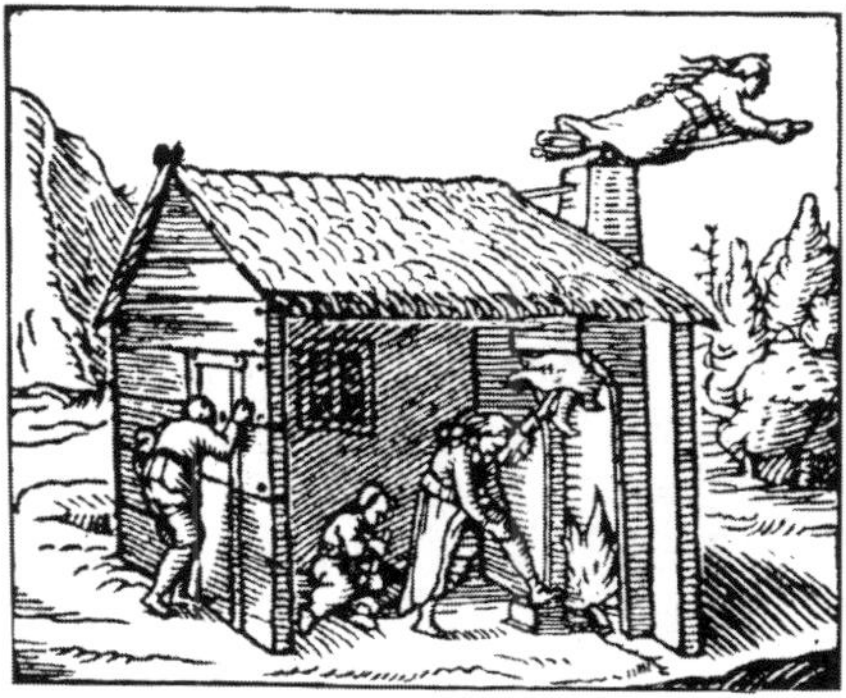

煙突から次々と飛び出す魔女とそれをのぞき見する男。トマス・エラストゥスク著『魔女の力についての対話』(1579年)より

オタイプの魔女像を否定することなどはしない。空を飛ぶというのは、飛べない人間の夢なのだ。空を飛ぶ魔女にあこがれるのはよくわかる。だから運よく空飛ぶホウキを見つけたら、間違ってもサバトへなぞ行くのではなく、『魔女の宅急便』（角野栄子）のキキのように自分探しの旅に出かけてほしいと思う。これぞ21世紀の魔女の飛行目的である。

そこでもう一度、魔女は本当に空を飛んだのだろうか。ここに空飛ぶ魔女の絵を4枚載せたので見てみよう。

**魔女の飛行の絵**

15世紀後半に出版された『徳の華』（ハンス・フィントラー）に載っていた魔女の飛行の絵である。魔女は女性だけではないということやホウキ以外のものに乗って空を飛ぶと思われていたことがよくわかる。

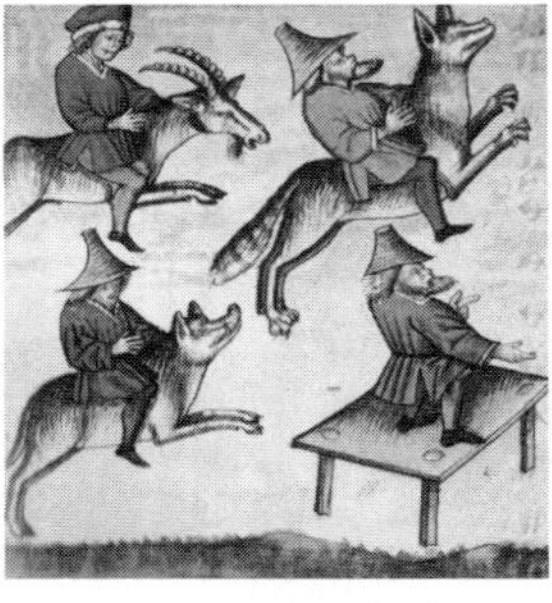

さまざまな乗り物で空を飛ぶ魔女たち。
ハンス・フィントラー画『徳の華』より

## 「魔女」は反社会的な存在

11．5×7・1センチの版画。小さいので、見落とさないようによく目を凝らして見よう。牡牛に逆さ向きに乗っている魔女がわかるだろうか。どちらに向かって飛んでいるのだろう。魔女の髪の毛のなびき方はどうだ。天からは雹が降っている。魔女は裸である。面白いのは右下に描かれたデューラーのサインである。デューラー（Dürer）のDが反対になっている。魔女はあくまでも反社会的な存在であるということを、自分のサインを逆にして描くことによって表現しようとしたのか。

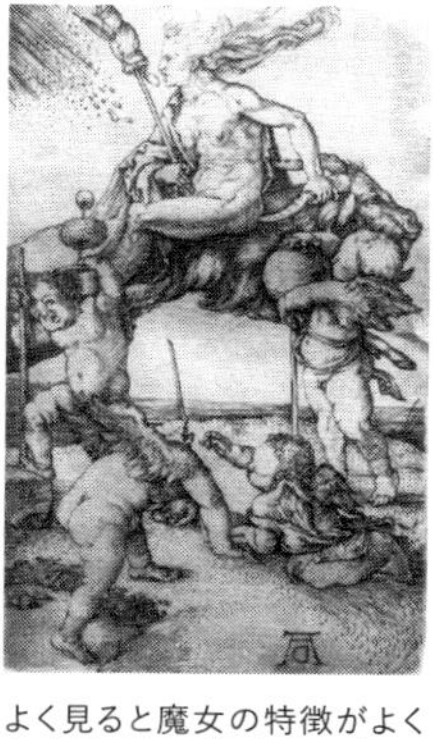
よく見ると魔女の特徴がよくわかる。アルブレヒト・デューラー版画「魔女」（1500年頃）

## 森の中で密かに行う魔女のサバト

魔女が三人、森の中で宴（サバト）をし始めたところか。ここにも魔女が雄ヤギに逆さ向きに乗ってやってきた。壺からは怪しい煙が噴き出している。中央の魔女は股間になにか塗っているように見える。

バルドゥングは聖なる祭壇画を描いた画家だが、これでもかというほど醜悪な魔女の絵を何枚も描いている。普通と思われる女性が人目のつかない秘密の場所ではこんなおぞましい魔女になるという当時の魔女のイメージ作りに寄与したと言える。

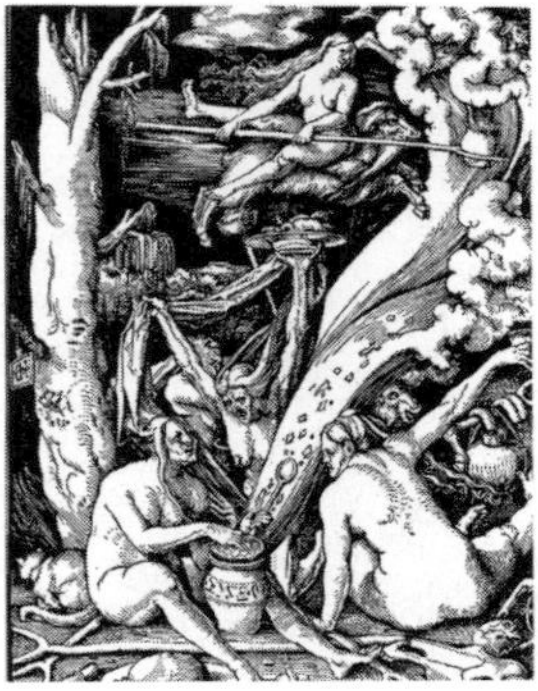
雄ヤギに乗る魔女はデューラーの絵と同じ。ハンス・バルドゥング・グリーン画「魔女のサバト」(1510年)

## 人形や絵ハガキの魔女

魔女の故郷と言われるハルツ地方では土産用の魔女人形や絵ハガキが興味を引く。次頁にあるような絵ハガキが売られている。ホウキや満月、猫、フクロウという具合に魔女のアイテムが一杯である。それでも魔女の服装のカラフルさにはびっくりする。

魔女が空を飛ぶという発想がどこから出たのかを探るのは難しい。魔女の語源となった「垣根を超える女」という意味のハガツサ。つまり垣根(この世とあの世の境)の上にいる魔的な女からすれば、垣根を越えるとは足でまたぐなんてものではなく、まさに時空を飛び越えて異次元の世界に入り込むということである。

ところが14世紀頃になると本章の絵で見たように空を飛ぶ魔女の絵が多く描かれるようになる。どこへ行くのか。もちろん悪魔の催す宴サバトに参加するためだ……といった考えが世の中を占めるようになり、魔女裁判にかけられた女たちが空を飛んで悪魔のところに行ったとか、サバトに参加したなどと自白した供述書が残っている。もちろん誘導尋問によるもので、同意しなければ拷問にかけられた末の自白である。

1637年の裁判記録（ドイツ・アイヒシュテット）にこんなことが記されている。「悪魔は、特に飛行に用いるため私に三叉を与え、それに何らかの軟膏を塗ります。……ヒューイ、煙突の上へ、悪魔

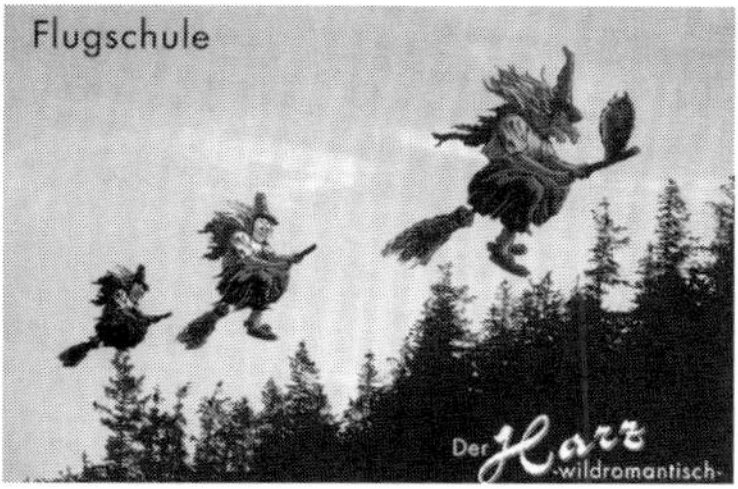


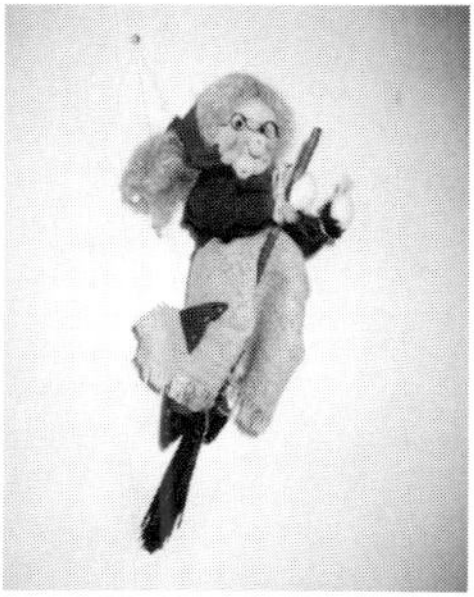

お土産用に人気のある魔女の絵ハガキと魔女人形。著者がハルツ地方にて購入

の名において、外へ、前へ」

つまり空を飛んだのは身体やなんらかの道具に軟膏を塗ったからと言っているのだ。その軟膏は容易に想像できる。空中浮遊や幻覚を生み出す薬草から作られたものであった。薬草について知識があれば軟膏も作れたかもしれないが、そうでない場合には悪魔に教えてもらったとか悪魔にもらったと言えばよかった。こうして嘘で固められた軟膏のレシピが当時の裁判記録に残っている。

魔女たちは夜ごと空中遊泳に興じて飛行を楽しんでいたのではない。魔女の飛行の目的は悪魔のサバトに行くことだった。

魔女裁判の記録に残っている空飛ぶ軟膏のレシピとされている薬草をいくつか挙げてみよう。

## *Recipe6:* 飛ぶ軟膏のレシピ

### 材料

## ❖ヒヨス

ヒヨス（*Hyoscyamus niger*）に含まれるアルカロイドのヒヨスチアミン、アトロピン、スコポラミンが副交感神経や中枢神経に作用し、重量感を喪失させ、宙を飛ぶような感覚になる。

## ❖ベラドンナ

ベラドンナ（*Atropa belladonna*）の成分アトロピンによる鎮静作用が強力で、筋肉を弛緩させる。

## ❖チョウセンアサガオ

ナス科のチョウセンアサガオ（*Datura metel*）の仲間の毒成分はアルカロイ

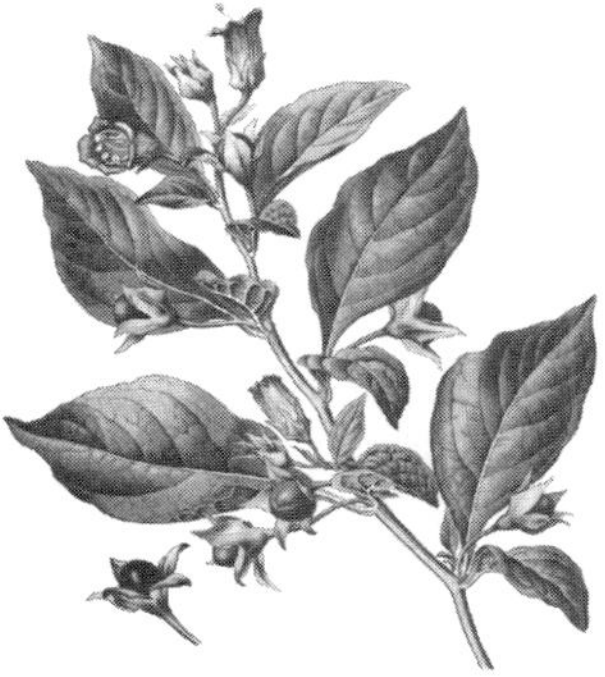

ベラドンナ

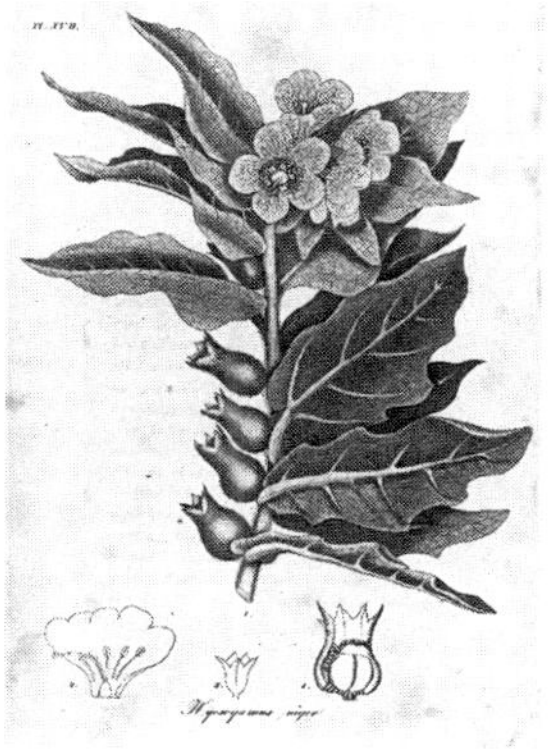

ヒヨス

ドのスコポラミン、ヒヨスチアミン、アトロピンで、これを摂取すると神経が麻痺し、錯乱状態に陥り、死に至ることもある。花岡青洲が世界で初めて作った全身麻酔薬「通仙散」はチョウセンアサガオなど毒成分の強い薬草から作られた。

**❖イヌホウズキ**

イヌホオズキ（*Solanum nigrum*）は、私たちに馴染みのあるホオズキと違い実は熟しても赤くならず、黒い。未熟な緑色の実に含まれているアルカロイドのソラニンやサポニンなどは神経を麻痺させる猛毒である。

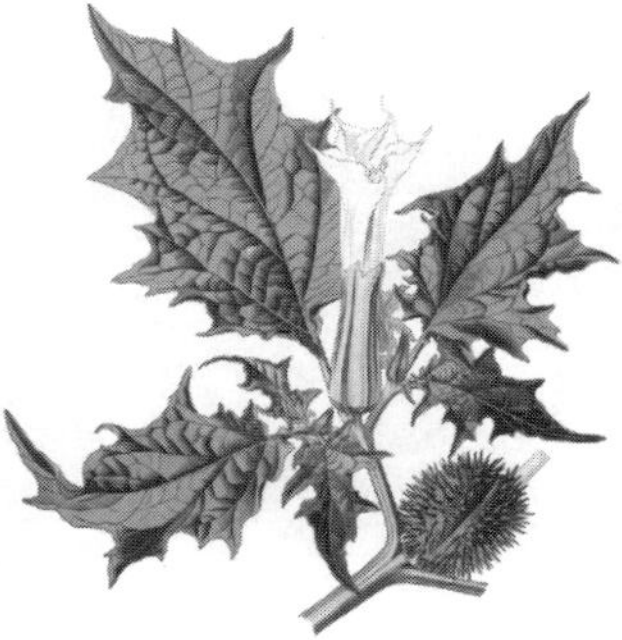

シロバナヨウシュチョウセンアサガオ

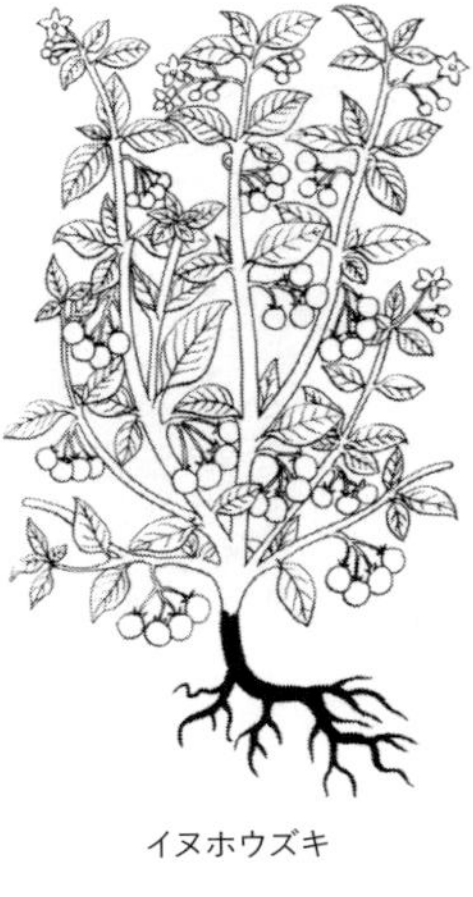

イヌホウズキ

### ✤イヌサフラン

ユリ科のイヌサフラン（*Colchicum autumnale*）はアヤメ科のサフランに似ているが、まったく別な植物である。きれいな花を咲かせるが、種子や球茎にはアルカロイドのコルヒチンが含まれている。数粒の種子でも命とりになると言われるほど毒性は強い。

### ✤アサ

アサ（*Cannabis sativa*）は咲きはじめたばかりで、まだ受粉していない雌花の先端部から得られる樹脂にテトラヒドロカンナビノールなどの麻酔成分が含まれている。ハシシュやマリファ

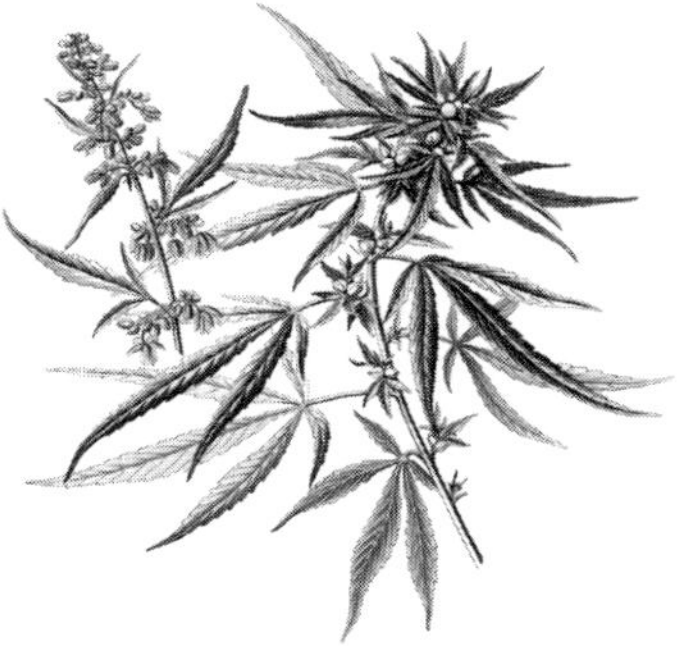

アサ

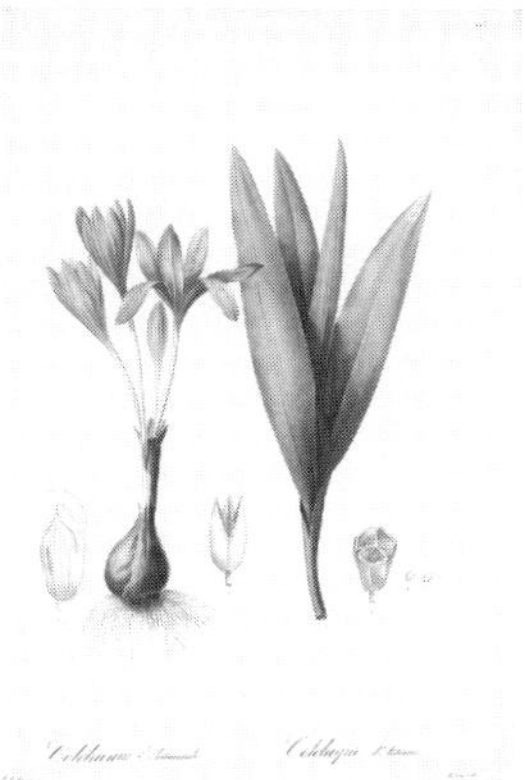

イヌサフラン

ナになる。

### ❖ケシ

ケシ（*Papaver somniferum*）は、成熟する前の未熟な蒴果《さくか》から出る乳液に約25種のアルカロイドが含まれていて、この乳液を乾燥させたものがアヘンである。更にアヘンからモルヒネやヘロインが作られる。

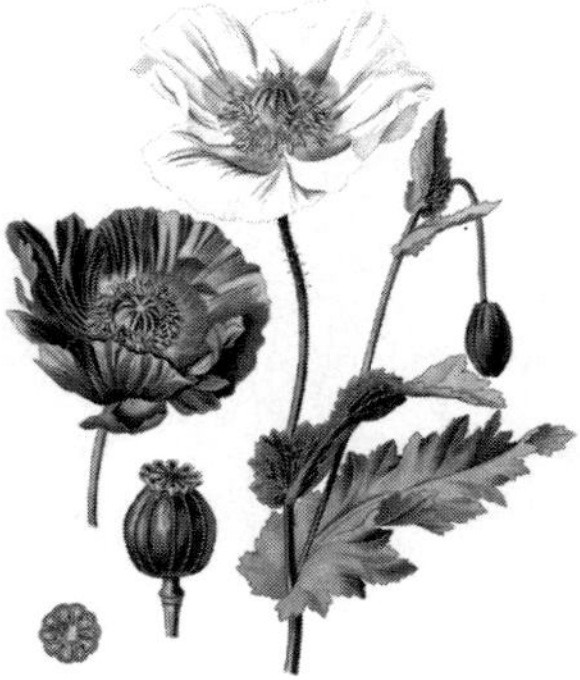

ケシ

これらの薬草を混ぜ合わせて軟膏を作り、身体に塗ってサバトに出かける女たちを描いた絵がいくつも残っている。先ほど挙げたバルドゥングは裸の女たちが薬の浸透しやすい皮膚の柔らかい部分に軟膏を塗っている魔女の絵を何枚も描いている。なんともおぞましい。

# 魔法の杖

この章の最初に挙げた驚異的な力を持つモーセの杖はどのようにしてモーセの兄アロンに授けられたのか。

その由来は「民数記17：23」に書かれている。イスラエルには部族が一二あるのだが、神エホバは一二の各部族の長にそれぞれ自分の名前を書いた杖を「契約の箱」の前に置かせた。すると、翌日、なんと「アロンの杖が芽をふき、蕾を出し、花をつけ、アーモンドの実を結んでいた。」これはアロンが神によって選ばれた証だったという。なんとアロンの杖はアーモンドの木からできているというのだ。

イスラエルの民が神に選ばれた証としてアーモンドを挙げるのは杖だけではない。祭壇に飾る燭台もアーモンドの姿に由来する。

イスラエルの神エホバが幕屋（聖所）に置くべき品物について実に事細かにモーセに命じている個所がある（出エジプト記25：33）。それによると、燭台はアーモンドの木をイメージしたものである。例えば「一方の枝に、アーモンドの花の形をした節と花弁のある三つのがくを、また他方の枝にも、アーモンドの花の形をした節と花弁のある三つのがくをつける……」

これはメノーラーと言われていて、いまのイスラエルの国章のデザインでもある。

旧約聖書にはアーモンドについての記述が何か所もあり、アーモンドがいかに重要な役割を果たしているかがわかる。しかも聖母マリアの生涯を決める重要な木にもなっている。

三歳で神殿に上がり神に奉仕していたマリアは、神殿につかえる女性がそうであったように、一〇歳（伝記によっては一二歳や一四歳）になると、神殿を出て、結婚しなければならない。このとき大司祭はマリアの婿選びをするために独身の男性を集める。すでに老齢だったヨセフも独身だったので、婿選びに参加させられた。大司祭は参加者に木の枝を渡して言う。この木の枝に花が咲いたものがマリアの夫となるのだと。すると、神殿に置いたヨセフの木の枝に花が咲いた。この花はアーモンドともユリとも言われている。

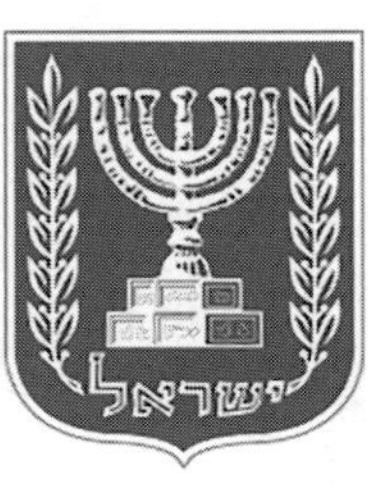

イスラエルの国章に描かれているメノーラー

この場面を描いた絵がいくつかある。ラッファエロの「聖母の結婚」（1504年）ではヨセフの杖の先の赤い花はアーモンドのようだ。ヨセフの横で選ばれなかった男性が悔しそうに膝で枝をへし折っている。人間的な場面で面白い。ラッファエロと同時代の画家ピエトロ・ペルジーノも同じような構図で「聖母の結婚」を描いている。枝をへし折る若者まで同じだ。しかし、ヨセフの杖に咲き出た花はまるでアーモンドには見えない。葉が数枚広がっているように見える。もう

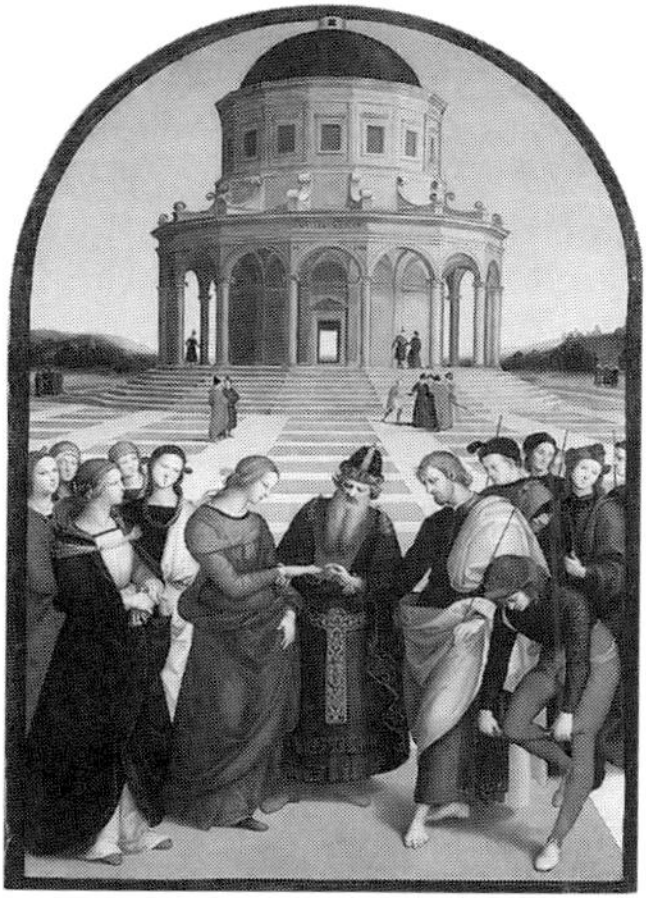

すでに若くはないヨセフにとって神の命令とはいえマリアを妻として受け入れる覚悟は大変なことだったろう。ラッファエロ画「聖母の結婚」（1504年）

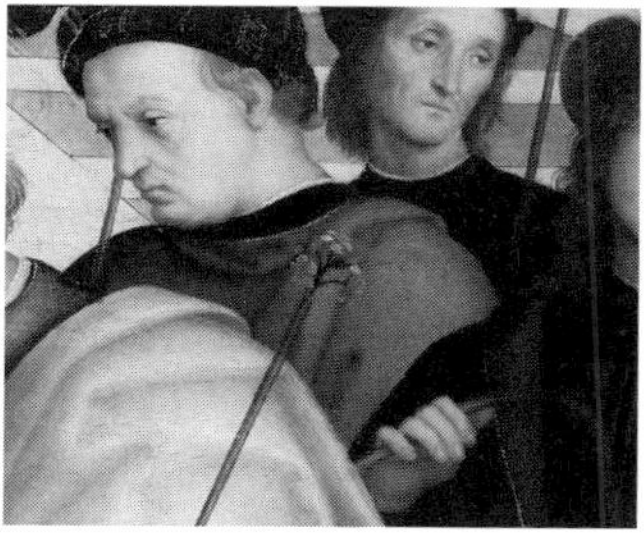

花の拡大部分。確かにアーモンドの赤い花が杖の先に咲いているように見える

一枚、パドヴァのスクロヴェーニ礼拝堂にあるジヨットの絵では杖に咲いた花は白いユリのように見え、そこに鳩がとまっている。画家たちはこの場面を描くとき何を参考にしたのだろう。

マリアについては『ヤコブ原福音書』（西暦200年前後）や『黄金伝説』（13世紀）に詳しく書かれている。ヤコブ原福音書には花の記述はなく、「鳩が杖から出て、ヨセフの頭に舞い降りた」とある。「黄金伝説」では「杖に花が咲き、天から聖霊が下りてきて、杖の先にとまった」とある。なんの花かは書かれていない。しかし、枝に花と言えば『旧約聖書』になじみのある人ならアーモンドを思い

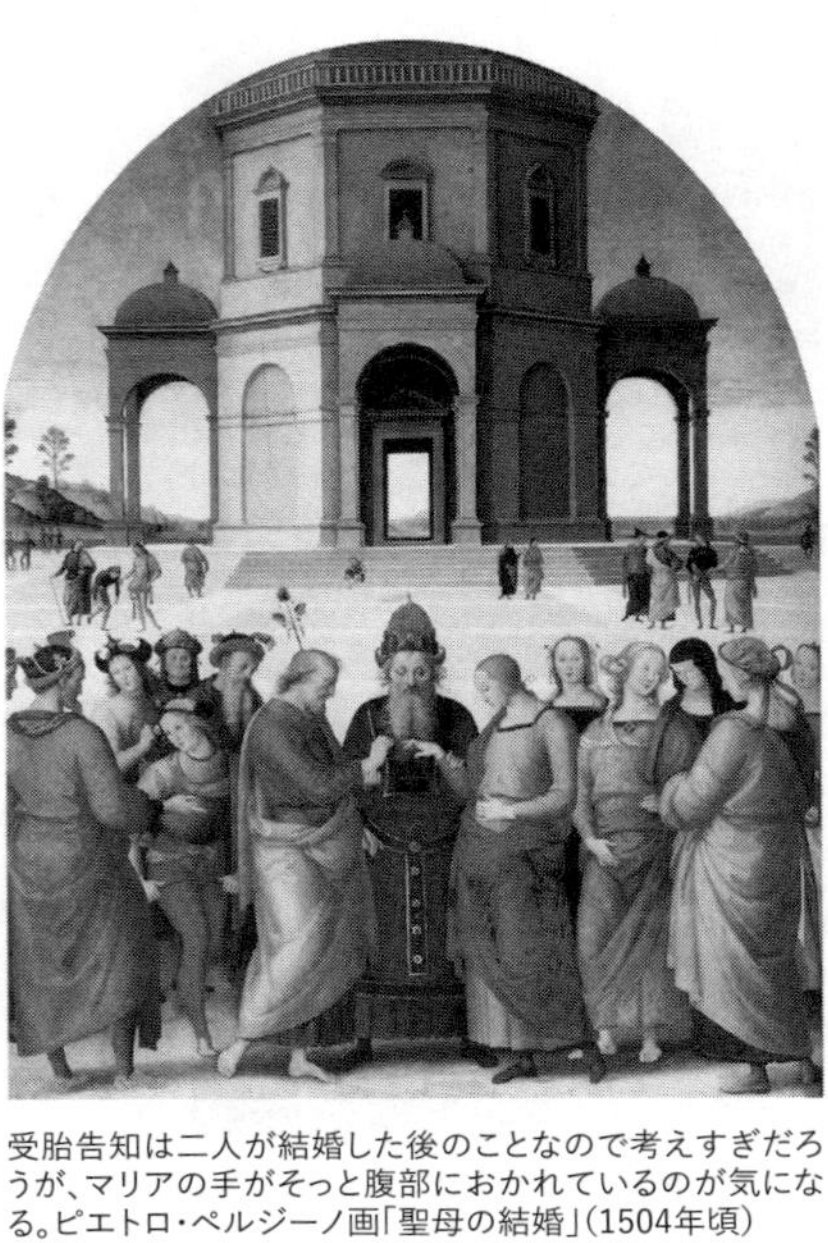

受胎告知は二人が結婚した後のことなので考えすぎだろうが、マリアの手がそっと腹部におかれているのが気になる。ピエトロ・ペルジーノ画「聖母の結婚」（1504年頃）

浮かべるだろう。

イギリスにいるユダヤ人はいまも春の祭日には花の咲いたアーモンドの枝を持ってシナゴーグに行くそうだ。

もう一つアーモンドを思わせる奇蹟の杖の話をしよう。1200年頃北ボヘミアに生まれた貴族のタンホイザーは愛を歌う詩人だったが、第五回十字軍に参加したあと、オーストリアに赴き、そこで詩集（1267年）を出した後、行方がわからなくなった。おそらく愛欲の女神ヴェーヌスに誘惑されて彼女が住むヴェーヌスの山で暮らしたのだろうと、いくつかの伝説は伝えている。

グリム兄弟の『ドイツ伝説集』（1816年）から紹介する。


「気高き騎士」タンホイザーは魔性の女ヴェーヌスと暮らした愛欲の生活に後悔の念を覚え、教皇ウルバヌスに懺悔し、魂を救ってもらおうとローマへと急いだ。教皇はタンホイザーの話を聞いて「私が持っている枯れた木の枝がもし青い芽を吹くならば、お前は許されよう」と言う。絶望したタンホイザーは再びヴェーヌスのいる悪魔の洞窟に戻り、ヴェーヌスはタンホイザーを喜んで迎え入れた。タンホイザーがローマを発って三日後、木の枝は青い芽を吹き始めた。教皇はタンホイザーの行方を調べさせたが、タンホイザーはすでにヴェーヌスと結婚していて、神の許しを得ることはできなかった。

この木の枝の名前は出てこないが、『旧約聖書』の言い伝えを思い浮かべるなら、アーモンドだろう。この伝説の最後は「司祭なる者は罪ある者が懺悔を申し出た場合、邪険にせず許してやらねばならない」となっている。神はタンホイザーを許したのに、現世の教皇は突き放すことしかしなかった。たとえ教皇が神の代理人であったとしても、これは人間としての限界の話なのだと解釈すると面白い。

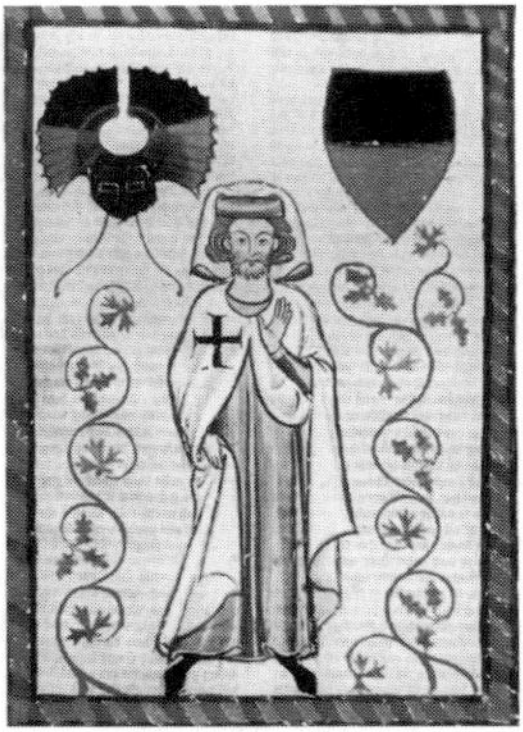
タンホイザー。黒い十字架の印をつけた白いガウンはドイツ騎士団の正式な服装。マネッセ写本(1280–1330年)より

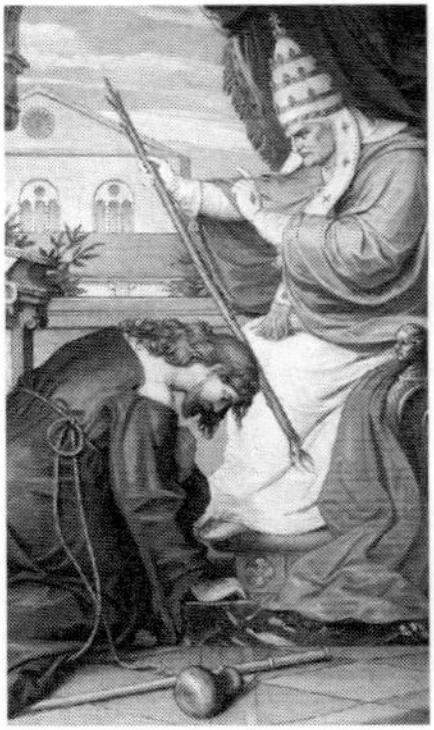
枯れ枝を示してタンホイザーを絶望させたウルバヌス教皇は年代から見てウルバヌス4世と見られる

## ❖アーモンド

紀元前2000年以上も前から中東地域に群生していた。葉は卵形で縁は鋸歯状になっている。アーモンドの実は長円形で一方の先は円く、他方はとがっている。その実は上等の油の原料で、45キログラムの実から20キログラムほどの油が採れる。いまはアーモンドの8割がカリフォルニアで生産されている。「アメンドウ」はアーモンドのなまった言い方。

アーモンドはヘブライ語でシャケードといい、「目が覚める」とか「見張る」という意味だそうな。アーモンドの故事と結びついていることがよくわかる。

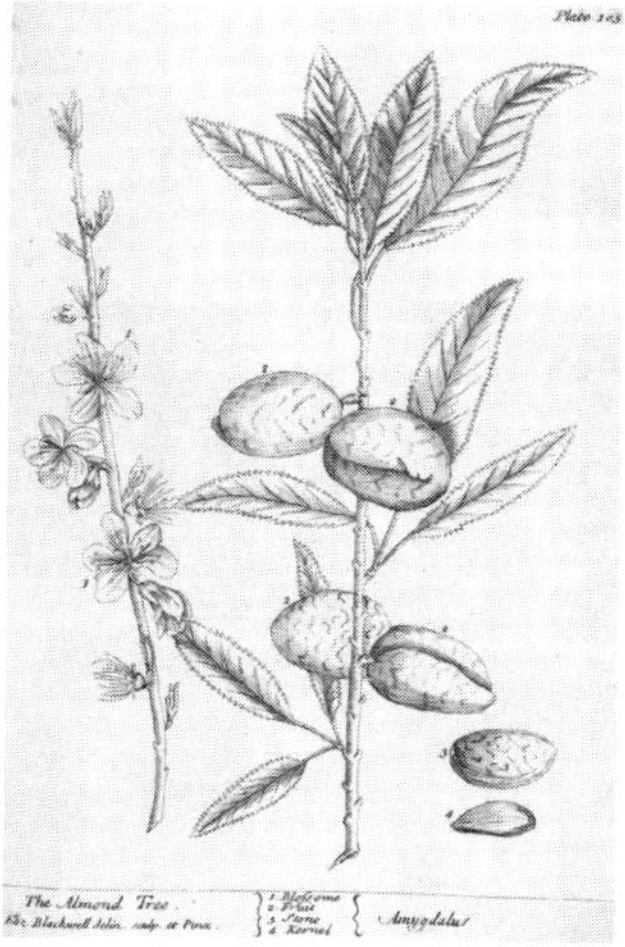

アーモンド

アーモンドの枝を水の入った瓶にさして温かいところに置くとたやすく開花するというのはよく知られているらしい。試してみようと思うが、アーモンドの枝を手に入れるのが難しい。調布市（東京都）にある神代植物園にアーモンドの木が一本ある。春には桃の花に似た可憐な花を咲かせるが、枝を折って持ち帰るなんてできるわけがない。

昔、ドイツの知人が私の目を見て、本当にアーモンドみたいだねと言ったことがある。私は一応はっきりした二重瞼と思っていたが、彼には東洋人のアーモンドアイに見えたのだ。

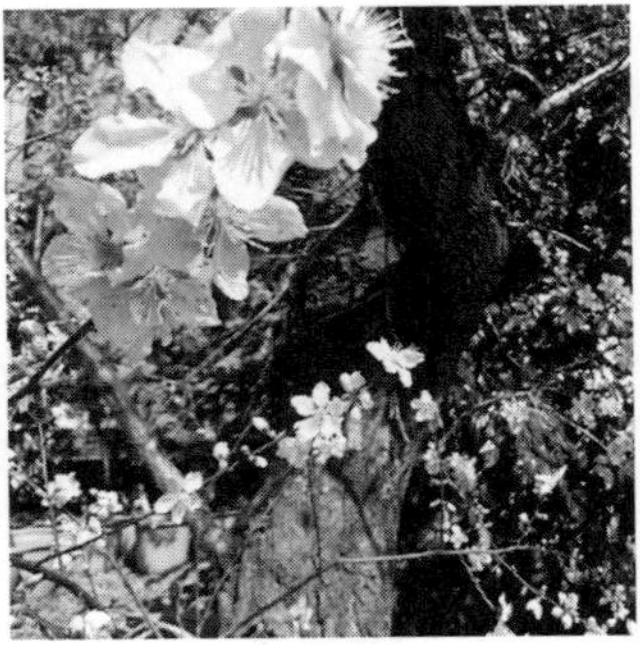

アーモンドの花

## COLUMN　アロンの杖の力

アーロンシュタープはドイツ語でアロンの杖のこと。英語では「ジャック・イン・ザ・パルピット（説教壇の中のジャック）」という。仏像の背後を飾る光背のような仏炎苞を説教壇にたとえた名前だが、ドイツ語で「アロンの杖」というのは、この仏炎苞の中に突き出ている肉穂花序《にくすいかじょ》というこん棒のようなものを指す。秋になるとこの棒に赤い実がびっしり付いて、まるで赤いトウモロコシのようになる。

最初に紹介したモーセの杖による「海割れ」はアロンの杖の力だったが、それまでにこの杖は驚くほどの力を発揮してエジプトの王ファラオに対抗していたのだ。『旧約聖書』の「出エジプト記」に載っている。たとえば、ナイル川の水を血に変え、国中にカエルを這わせ、ブヨ、アブの群れを呼び、

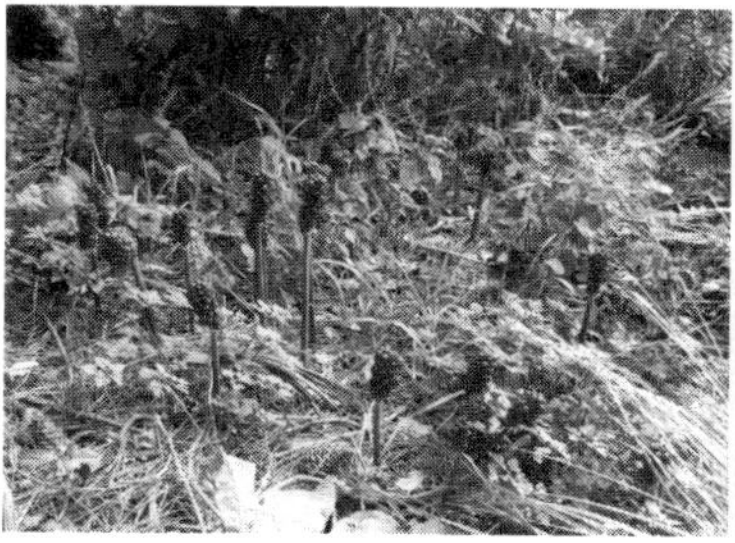
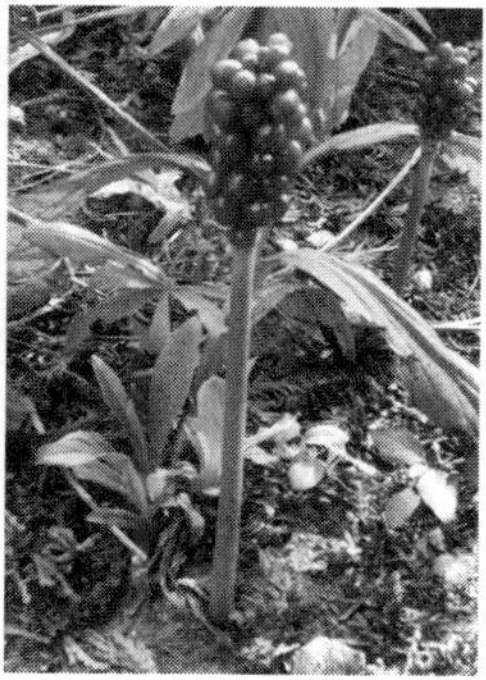

アーロンシュタープ。山道や公園などでよく見かける。秋に葉が落ちると赤いトウモロコシのようなものが地面に立っているのですぐわかる

家畜を疫病で殺し、……もっとあるがここまでにしておく。このようなすごい杖なのである。

## ❖アーロンシュタープ

サトイモ科のアーロンシュタープ（*Arum maculatum*）は、直立した茎の先端に仏炎苞と呼ばれる大きな苞があり、その中に肉穂花序という棒状のものがある。この棒にたくさんの花が咲き、秋には真っ赤な実が付く。

この植物の花粉を媒介する最も一般的なものはブヨだそうだ。そういえばモーセがアロンの杖でブ

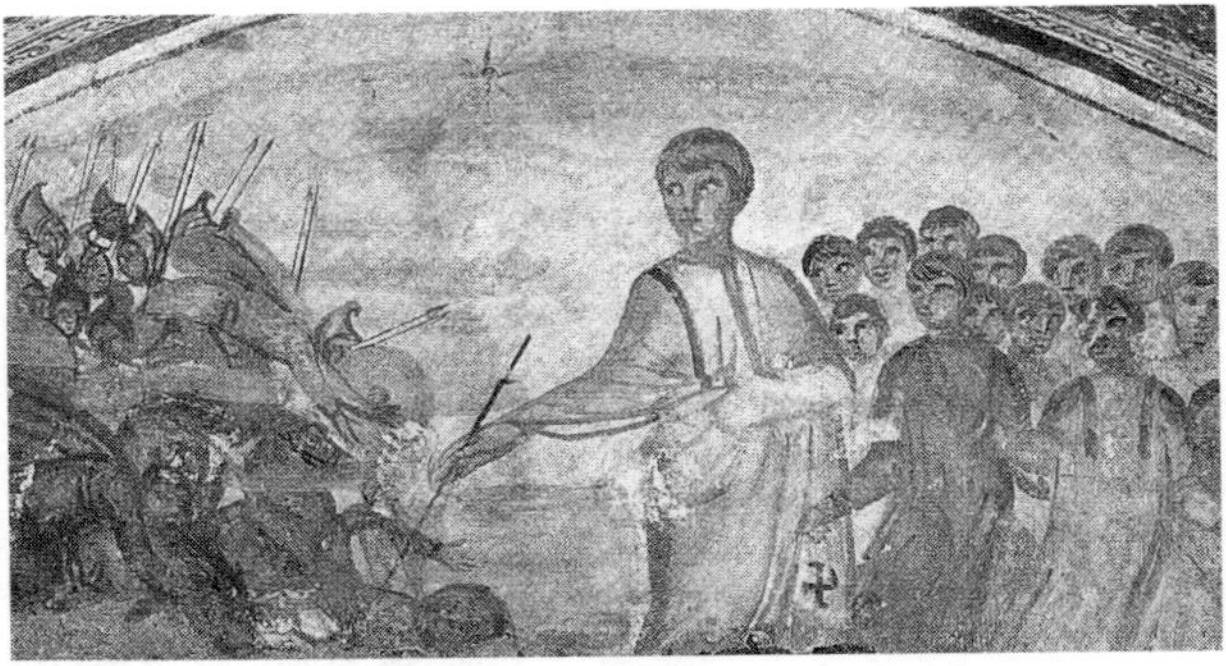

「海割れ」が、たとえモンサンミッシェルで有名なトンボロ現象（海に隔てられていた土地が、干潮によって陸続きになること）だったとしても、モーセがそれを知っていて利用したとすれば、すごい知恵だ

ヨを呼び出すシーンがあったが、関係あるのだろうか。

また、面白いことに、このアーロンシュタープを生物学の分類で科の上になる目《もく》ではドイツ語で「カエルのスプーン」というのだ。マムシの頭に見える苞だが、見方によってはカエルの頭に似ているかもしれない。どんな料理に使うスプーンなのだろう。

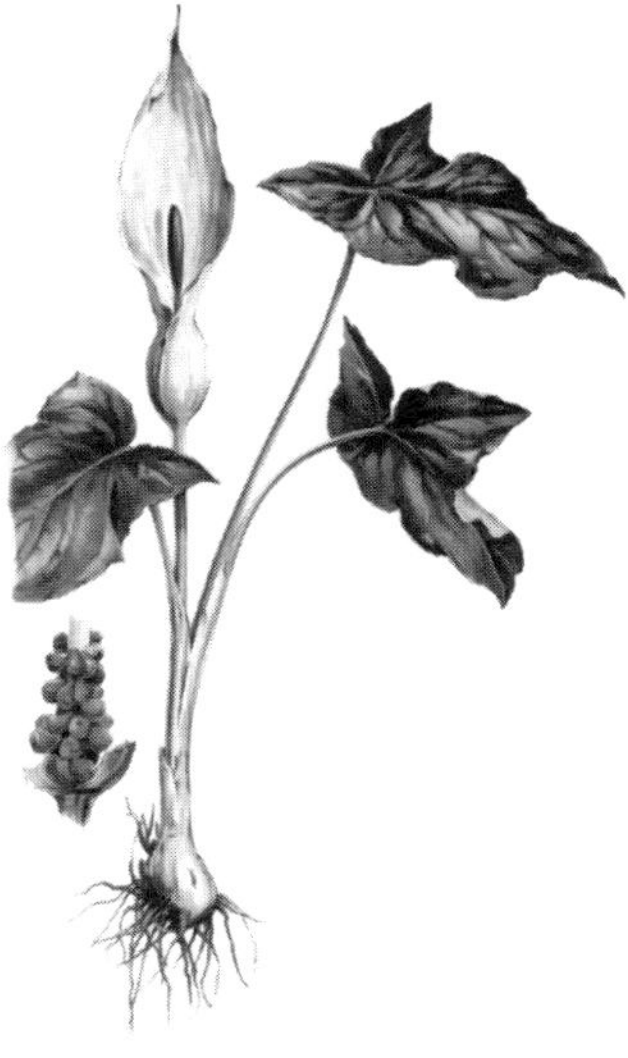
アーロンシュタープ

# 伝説となったマンドラゴラ

いかにも不気味な言い伝えを持ったナス科の植物マンドラゴラについてはいまではほとんどの人が知っているだろう。英語ではマンドレークと言い、ドイツでは高地ドイツ語（8世紀～11世紀頃のドイツ語）でアルルーナとかアルルーンと言われていた。これはグリム兄弟によれば、古代ゲルマンの女神の名アルラウネに由来するという。

そのマンドラゴラは一般にはこんな風に伝わっている。根の形が人間に似ていて、それを引き抜くとものすごく恐ろしい声を上げるので、それを聞いた人は死んでしまう。だから引き抜くときには儀式をするか、根と犬をロープで結び、犬を引っ張って根を抜くが犬は犠牲になって死んでしまう。この根の力は邪悪なことに効果があるが、逆に保護の仕方で人を金持ちにするとか。さまざまな魔力を持った植物の代表格なのだ。

マンドラゴラがこのような不思議な魔法の植物、現実にはあり得ない植物として言い伝えられて来たのはなぜだろう。

よく言われている二股の根の形状が人間に似ているからというだけでは弱い。というのはドイツの博物館でマンドラゴラの根の実物をいくつか見たことがあるが、どう見ても人間には見えない。チョウセンニンジンや大根も人間の下半身そっくりに見えるものがある。

また、マンドラゴラは古代から治療薬として使われてきたが、その毒成分の量によって幻想を生じさせたり、死に至らせるということもあった。しかし、そのような作用を持った薬草はほかにもあったのだから、それもじゅうぶんな説得材料にはならない。

それでもマンドラゴラの妖しい力は多くの伝説や言い伝えとなって連綿と語られている。しかもマンドラゴラについて書かれたものを読んでいると、明らかに著者がより恐ろしくするために脚色しているのではないかと思われるものもある。出典が明記されていない場合は、疑り深い私など不審の念を持ってしまう。マンドラゴラ伝説とは何なのだと思う。この伝説の特徴はその出生とその形、引き抜かれるときにあげる恐ろしい叫び声、掘り出すときの儀式や方法、マンドラゴラの持つ魔力だろう。それらについて整理してみよう。
まず初めにマンドラゴラについて説明するとき良く引用されるグリム兄弟の『ドイツ伝説集』に出てくる言い伝えについて紹介しよう。これは「市民と農民のためのハンドブック」（１７４４年）が出典だと記されている。ちょっと長くなるが、概要を記す。

生まれながらの盗賊、盗みの家系にある母親から生まれた者、実際には無実であっても強盗だと自白した者などが縛り首にされたとき、彼らが童貞の若者だった場合、小水あるいは精液をもらした場所にアルラウネあるいはガルゲンメンライン、絞首台の小男と呼ばれる植物が生まれる。

茎の上のほうに幅の広い葉と黄色の花をつける。これを掘り取るには大きな危険がともなう。土から引き抜こうとすると、根がものすごい声を上げるので、掘り取ろうとしたものたちはたちどころに死んでしまう。

それではどうするかというと、金曜の日の出前に、耳を綿やロウでふさぎ、真っ黒な犬を連れていく。アルラウネの上に三回十字を切り、回りの土を掘り、細いひげのような根がかろうじて土につながっているような状態にしてから、根を紐で犬のしっぽに結び、犬にパンを見せながら走り去る。犬はパンに食らいつこうとして駆け出すので、根が引っ張られて抜ける。しかし、犬は根の叫び声を聞いて倒れて死んでしまう。

こうして手に入れた根を赤葡萄酒できれいに洗い、紅白模様の絹の布にくるんで小箱に納める。金曜日ごとにこれを取り出して風呂に入れ、新月の日には新しい白い肌着を着せなければならない。

このアルラウネは未来のことや秘密のことを教えてくれるので、富と繁栄を手にすることができる。アルラウネを持っている者は無敵であり、貧乏から免れ、子宝に恵まれる。前の晩に貨幣を一枚供えておくと、翌朝には二枚になっている。しかし、アルラウネの力をずっと受けたいと思うなら、あまり大きな要求をしてはならない。

アルラウネの持ち主が死んだら、末の息子が相続し、父の棺にはひとかけらのパンと貨幣を一枚入れる。跡継ぎの末息子が父より先に死んでしまった場合は長男が受け取り、長男は末弟の埋葬にもパンと貨幣を一緒に埋めてやらないといけない。

ずいぶん詳しく書かれているが、マンドラゴラの発生についてのこの記述はいかにも怪しい。『旧約聖書』でいえば、神は天地創造の三日目に、地には植物、種を生じる草を生えさせよと命じて、そのようになった。神の技に手抜かりなどなかったろうから、マンドラゴラもこのとき創られたはずだ。人間が創られたのは六日目だからそれ以前にマンドラゴラはこの地上にあったのだ。冗談はさておき、マンドラゴラが人間と結びつくようになったのは、はるか昔である。

エジプトのツタンカーメン（トゥト・アンク・アメン王　紀元前1342頃―紀元前1324年）の墓から象牙でできた蓋のある小箱が発見された。その蓋には浮彫があり、王と王妃が向き合って立っている。その周りにはヒナゲシやヤグルマソウ、マンドラゴラを

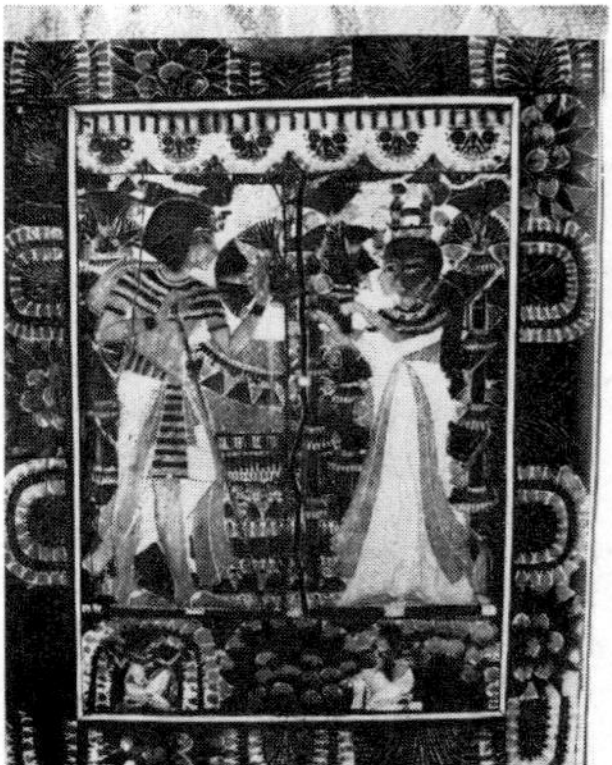

ツタンカーメン王の墓にあった小箱の装飾。下にマンドラゴラを摘む少女が描かれている。図録『エジプト考古学博物館』（1980年）より

あしらった縁飾りが彫られている。その下には二人の女性がヒナゲシとマンドラゴラを摘んでいる場面が描かれている。

マンドラゴラは古代エジプトではすでに栽培されていた。何のためかというと媚薬効果のある果物として食べられていたのだ。媚薬効果の結果というか受胎効果のある植物として登場するのが『旧約聖書』のアブラハムの孫ヤコブと彼の二人の妻レアとラケルの話（創世記30章15節）である。この話については拙著『魔女の薬草箱』に詳しいので省くが、その効果は抜群だったようだ。日本語で「恋なすび」、英語やドイツ語でも「愛のリンゴ」と訳されているのはまさに名訳だ。

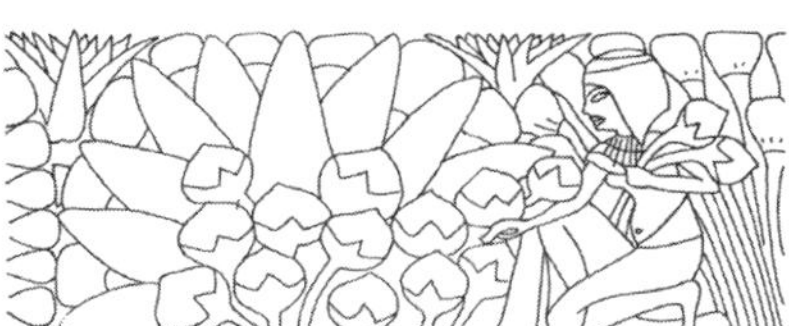

右の写真の下の部分。線画

時代がもっと下って、古代ギリシャの哲学者にして植物学者のテオフラストス（紀元前３７１—紀元前２８７年）はその著書『植物誌』の中で、マンドラゴラについて、「根は削ってから酢に浸して、丹毒に対して用いるが、痛風薬、催眠薬、媚薬としても有効である」と書いている。

マンドラゴラにはヒヨスチアミン、アトロピン、スコポラミンなど幻覚症状を起こす毒成分が含まれているので、ひきつけや難産を和らげ、麻酔効果のある薬用としても使われたが、同時にこのような毒成分が夢の世界をさまよわせる媚薬の効果を与えたのだろう。

さらにテオフラストスは同じ書の中で、マンドラゴラの「周りに剣で三重の円を描き、西のほうを見ながら切るべきだといわれている」と書いている。この記述は「薬用となる根の採取、それにまつわるいくつかの迷信」の項目に入っている。つまり彼はこの掘り方を迷信だと言っているのだ。

古代エジプトの菜園で栽培されていたマンドラゴラ、『旧約聖書』で畑から取ってきたという恋なすび、どちらも掘り出すときの儀式には触れていない。しかし、テオフラストスの時代には、たとえ伝聞であれ、この植物がすでに儀式を必要とするような魔的な力を持ったものとして取り上げられていたことがわかる。

そして、テオフラストスの時代から300年ほど後に、古代ローマの植物学者大プリニウス（22／23―79年）は『博物誌・植物編』で、「これを掘る人は風に向かわないように用心し、まずそのまわりに剣で三つの輪を描き、それから西向きになって掘る」と断定調で書いている。

しかし、二人の著書にはマンドラゴラの恐ろしい悲鳴のことも犬を使う方法も出てこない。とても気になってしかたがなかったので、調べ始めた。すると、犬を使う方法は、どうやら西暦1世紀にローマで活躍したユダヤ人著述家フラウィウス・ヨセフス（37／38—100年頃）が初めて記したものではないかと思われた。

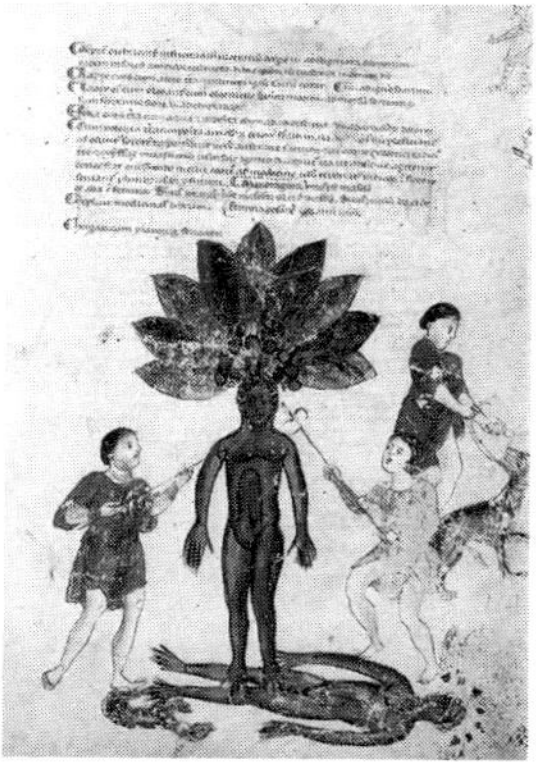
マンドラゴラの収穫風景を描いた1世紀頃の絵。右に犬を連れた人がいる

彼は著書『ユダヤ戦記』の中で、バアラスという危険極まりない植物について「直接手でさわるのはきわめて危険で命にかかわる。それで触れないように充分注意して根を引き抜かなければならない。危険を避けるもう一つの採集方法は次のようなものである」と書き、犬による掘り出し方について述べている。このバアラスがマンドラゴラであることは多くの研究家が認めているという。

ヨセフスの著書は高い評価を受けたが、彼の書くものには誇張があり、彼は歴史を自分に都合のいいように解釈していると非難もされた。人の評価の是非は難しいが、彼は何かと問題のある人物だったようだ。ヨセフスとプリニウスはほぼ同時代といっていい。プリニウスの耳にはまだ犬のことが届いていなかったのだろうか。あるいはマンドラゴラとバアラスが同じ植物だとは思わなかったのだろうか。

だが、もしバアラスという植物や犬を使う方法がヨセフスの空想から生まれたものだったとしても、こういう空想の産物を人は恐れつつも喜んで受け入れるものなのだ。だからこそ犬の話は消えることなく伝えられてきたのだ。

では、マンドラゴラの根があげる叫び声についてはどうなのだろう。ヨセフスの記述には根の発する叫び声については書かれていないが、「その色は燃えあがる炎のような色で、夕方に明るい光を発する」という新たな情報が書かれている。

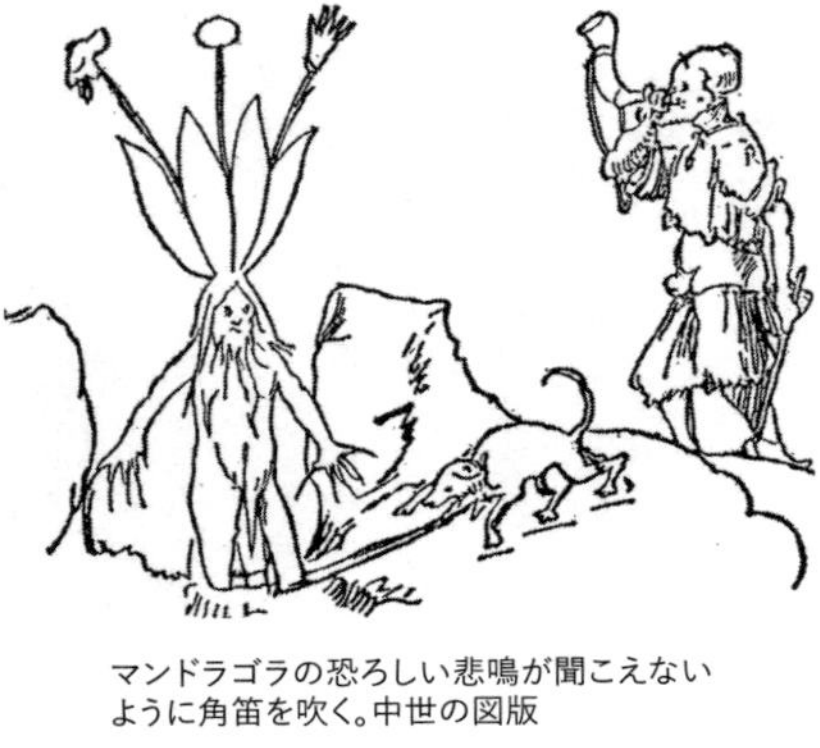

マンドラゴラの恐ろしい悲鳴が聞こえないように角笛を吹く。中世の図版

また、いつの頃からか、叫び声を聞かなくてすむように、掘り手が笛を力いっぱい吹くという新しいアイデアを取り入れた絵も描かれるようになる。ロウで耳栓をするという話もできてくる。さらに、マンドラゴラは夜には地上に出て、こっそり歩き回るとか、『ドイツ伝説集』のように処刑された囚人のもらす精液のたまった場所から生えるとか、いかにも恐ろしい言い伝えが広まっていく。

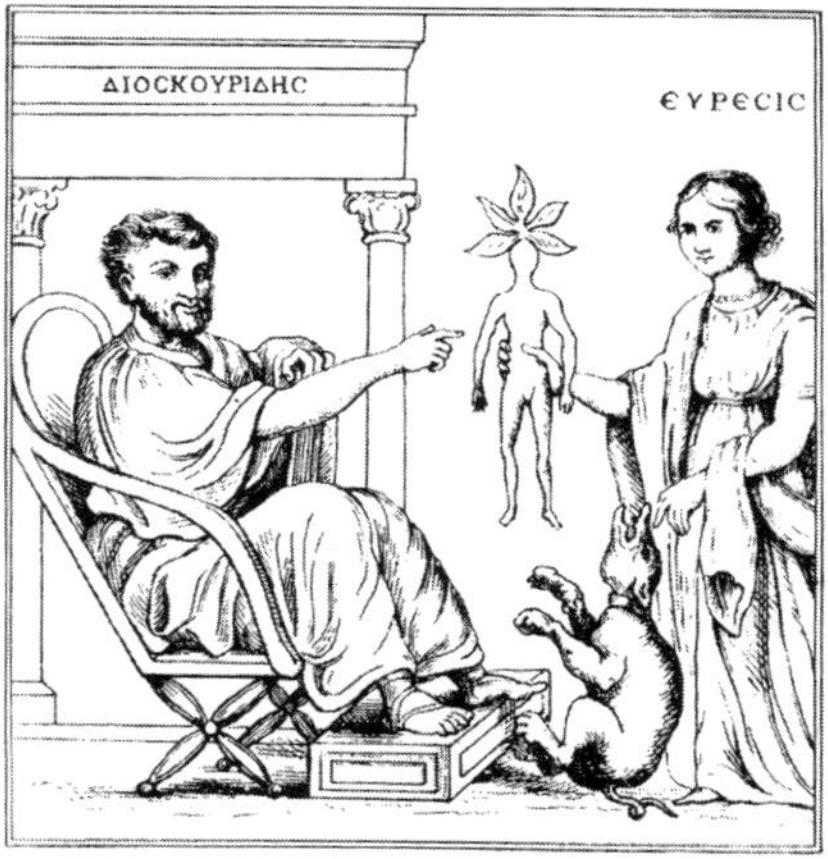

ディオスコリデスとマンドラゴラ

古代ギリシャの医者にして植物学者ディオスコリデス（40頃―90年頃）の『薬物誌』の写本には薬草の挿絵がたくさん載っている。それらの中にマンドラゴラの絵もある。ギリシャ神話のニュンペー（妖精）がディオスコリデスにマンドラゴラを渡している。彼女の足元にはすでに悶絶死したと見られる犬が描かれている。この写本は512年のものだそうだ。犬はすっかりマンドラゴラのアトリビュート（付属物）になってしまったようだ。

このような奇怪な言い伝えを持つマンドラゴラではあるが、テオフラストスやプリニウスはこの植物をあくまで薬用植物として取り上げている。プリニウスはマンドラゴラの保存法や薬用液の作り方について記述し、根や実の汁の匂いを嗅いだだけで頭が重くなるとか、口がきけなくなるとか、死ぬことさえあるといい、適量は約45ミリリットルであると書いている。ディオスコリデスになると、その処方は実に細かく指示されていて、適量なら、痛みを麻痺させ、下痢の症状を和らげ、浣腸剤にもなると書いている。

実際のマンドラゴラは地中海地域やレバノンあたりが原産地で、人気のない野原で普通に見られるという。これは意外だった。七面倒くさい儀式をしてまで掘りだすのは、それが金運のお守りになる珍しい植物と言われ、だからこそマンドラゴラの根は高い値段で取引されたのだと思っていたからだ。ドイツのシャフハオゼンで

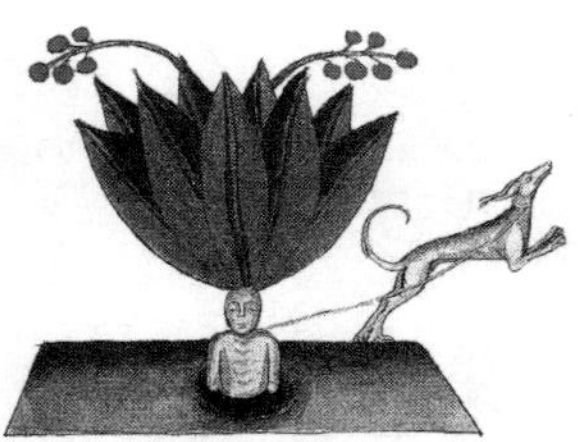

マンドラゴ採取には欠かせなくなった犬

1570年にマンドラゴラの偽物を売った三人の浮浪者が逮捕されたという事件があった。ニンジンの根を人間のような姿に加工したのである。騙されることもあるほど需要はあったのだ。

言い伝えのマンドラゴラと実際のマンドラゴラの間にはずいぶん開きがある。まさにマンドラゴラは謎の多い植物である。

『グリム童話』の「大男と仕立て屋」にもマンドラゴラが出てくる。気の弱い大男が勇敢な仕立て屋と対戦するのだが、大男は「こいつの腹にはアルラウンが入っている」と思って怖がる。大男は仕立て屋がマンドラゴラのような不思議な力を持っていると思ったのだ。何の説明がなくても、マンドラゴラの恐ろしさはすでに定着しているのだ。

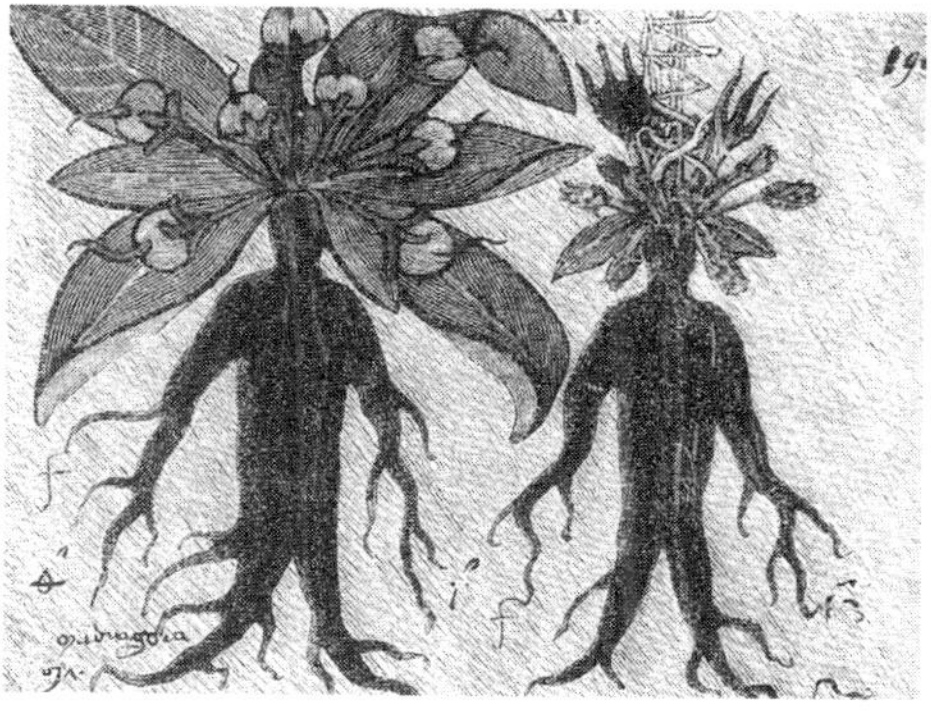
男女のマンドラゴラか。6世紀頃のビザンチンの写本

20世紀になって、ドイツの作家ハンス・ハインツ・エーヴェルスが『アルラウネ』（1911年）という怪奇幻想小説を書いている。人工授精で生み出されたアルラウネという美少女が魔的な力で周囲の人々を破滅させていく。ドイツではベストセラーになり、邦訳もある。「ハリー・ポッター」シリーズでは薬草学の授業でいかにも恐ろしい植物として紹介されている。

以後マンドラゴラは恐ろしい植物として語られるようになった。マンドラゴラは実態のないイメージだけの植物として受け継がれてきたのだ。つまり、マンドラゴラはフィクションの植物となったのである。

## ❖マンドラゴラ

ヨーロッパのナス科のマンドラゴラには春咲き（*Mandragora officinarum*）と秋咲き（*M.autumnalis*）がある。春咲きの花は紫褐色で、秋咲きの花は薄い青紫色である。葉はロゼット状、有茎ではないので、丸い実は地面に直接転がったようになる。

16世紀頃に描かれた雄と雌のマンドラゴラの絵がある。雌は一見ビーナスのようなすらりとした美しい姿だが、雄はなんとも哀れな感じのする裸の男である。雌と雄があるという記述は、それが最初かどうかわからないが、大プリニウスの『植物誌』に出てくる。実際にはこのような雄株と雌株があるのではなく、マンドラゴラは両性花である。

マンドラゴラは、根、葉、（未熟な）果実、種子にも恐ろしい毒成分アルカロイドが含まれている。世界最古の都市文明を築いたシュメル地方（現在のイラク共和国南部地方）では、マンドラゴラの根も葉も液汁も歯痛止めや健胃剤として用いていたというから、適量な調剤法が知られていたのだろう。

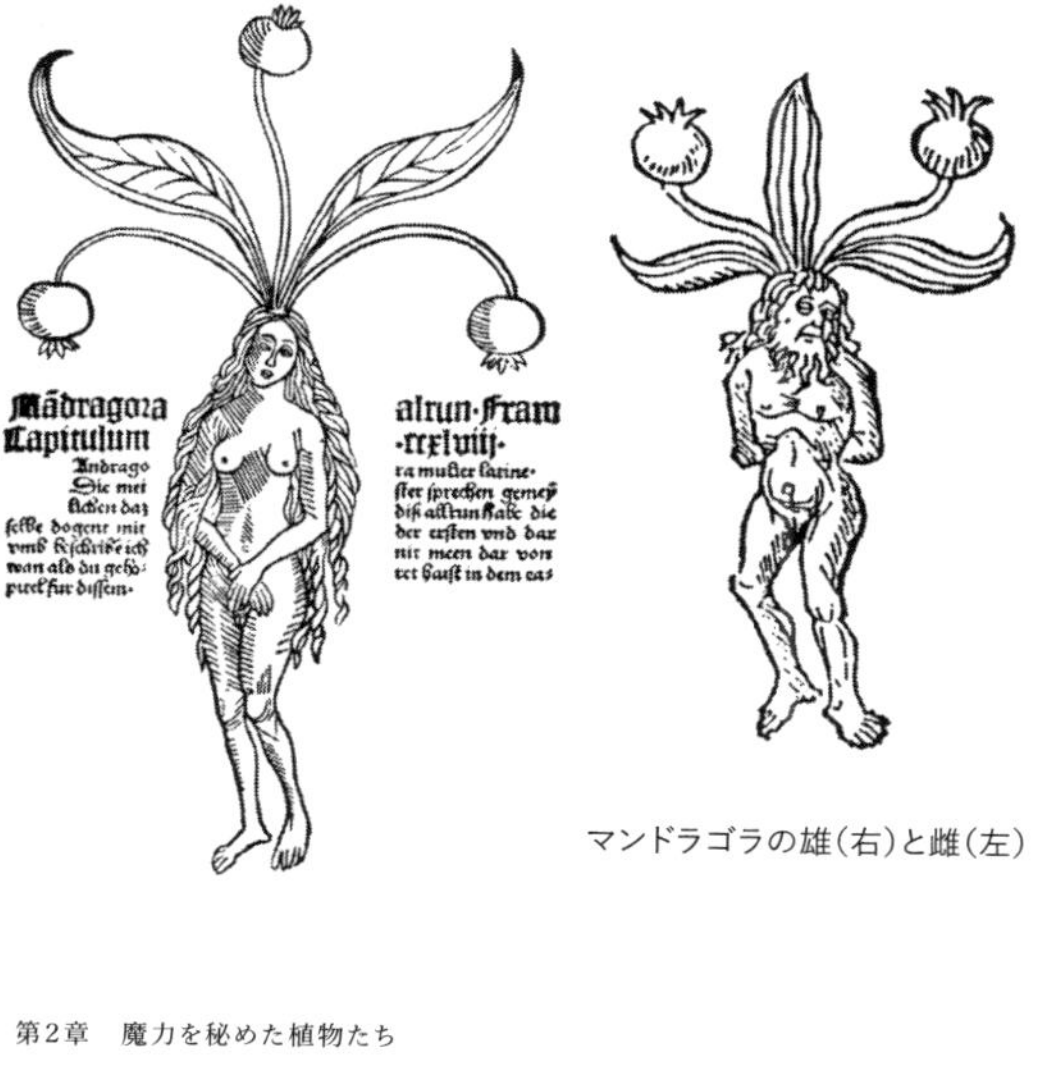


マンドラゴラの雄（右）と雌（左）

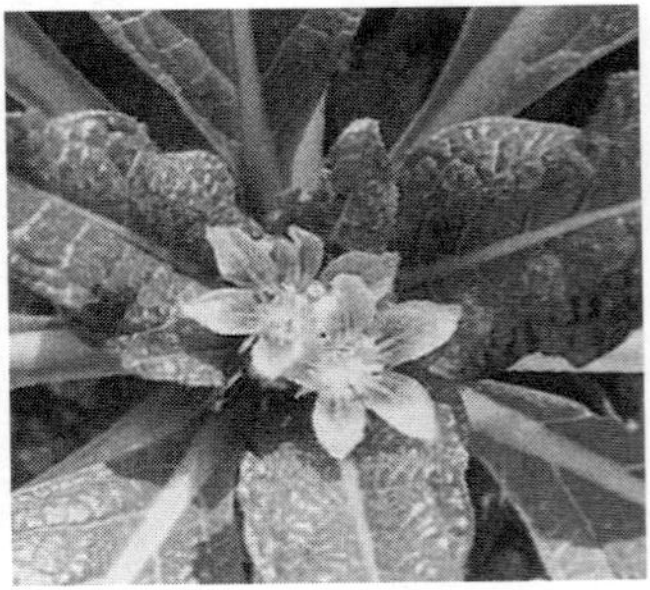
マンドラゴラの花

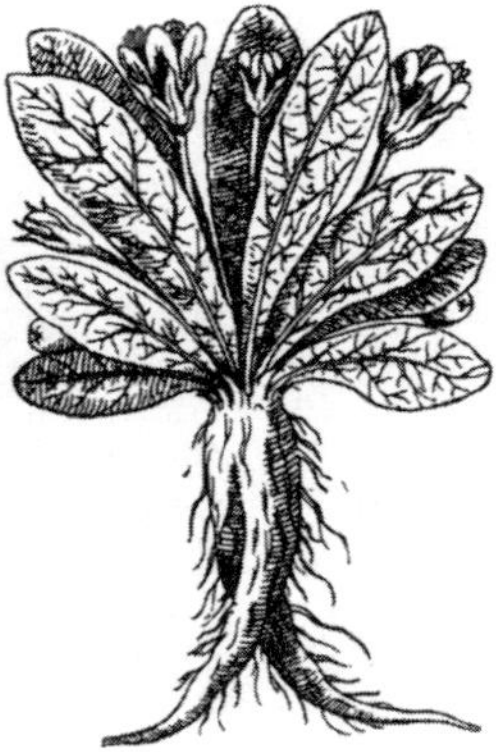
マンドラゴラ

マンドラゴラの実際の毒性についても、薬学界の報告では、その実を摂取すれば数日間は幻覚を催すが、その後は正常に戻り、実際に死んだという例はないそうだ。果実は完熟していればほぼ無毒と考えていいらしい。

マンドラゴラがどこでなぜこんなふうな言い伝えに変わっていったのか、調べれば調べるほど、人の想像力というのははかり知れないものだと思った。

## よみがえりの木ネズ

この話は、父が最愛の息子を食べてしまう話なので、最初は忌まわしく怖いと思うが、最後にはなぜかほのぼのとした気持ちになるから不思議である。タイトル通り、ネズの木が最初から最後まで蘇りの木として重要な役を担っているからかもしれない。

なかなか子どもに恵まれない夫婦がいた。ある冬の日、妻は庭のネズの木の下でリンゴの皮をむいていて、指を切ってしまう。血が雪の中にぽたりとたれたのを見て、「血のように赤い、雪のように白い子どもがあったらなあ」とため息をつく。ネズの木がいい香りを発するようになると、妻

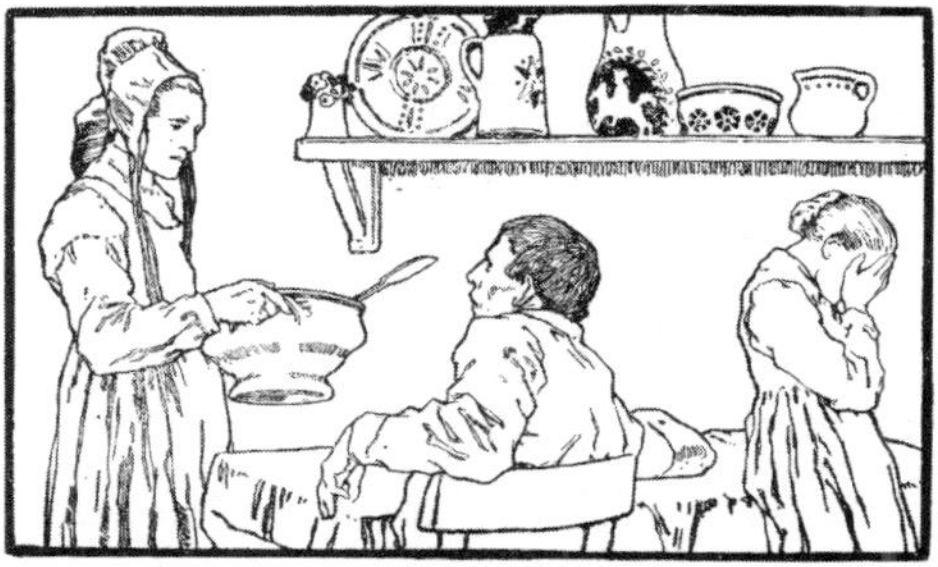

お兄ちゃんがスープにされてしまい泣くマルレーネ

はその香りをかいで嬉しく思い、実がなる頃には口をきかなくなり、その実をがつがつ食べると、気が沈んで、病気になってしまった。妻は夫に、「私が死んだら、ネズの木の下に埋めてね」と言い残し、やがて「血のように赤い、雪のように白い」男の子を産み、死んでしまう。

夫は妻をネズの木の下に埋めて、悲しみにひたっていたが、やがて再婚する。後妻との間に女の子マルレーネが生まれる。マルレーネと男の子は大の仲良しなのだが、継母は美しい男の子が気に入らない。そして夫が留守のときに殺してしまい、残酷にもスープ鍋に入れて煮てしまう。それを見ていたマルレーネは泣いて泣いて、泣きやまない。そこへ父親が帰ってきて、三人一緒に夕食のテーブルにつく。父親は出されたスープを一口食べると、あまりに美味しくて誰にも食べさせない。スープの中の骨はテーブルの下に捨てて、全部一人で食べてしまう。マルレーネは泣きながらその骨を拾って、絹の布につつんで、ネズの木の下の草の上に置いた。

すると、ネズの木の葉がざわざわとざわめいて枝を広げ、その中からそれはそれはきれいな鳥が現れて、どこかに飛び立っていった。そして、骨を包んだ絹の布も消えていた。鳥は町の家々の屋根にとまっては歌を歌い始める。

かあさんが僕を殺した。とうさんが僕を食べた。マルレーネちゃんが僕の骨を探して、絹の布につつんで、ネズの木の下においた。

キーウィット、キーウィット、なんて美しい鳥なんだろう、僕は。

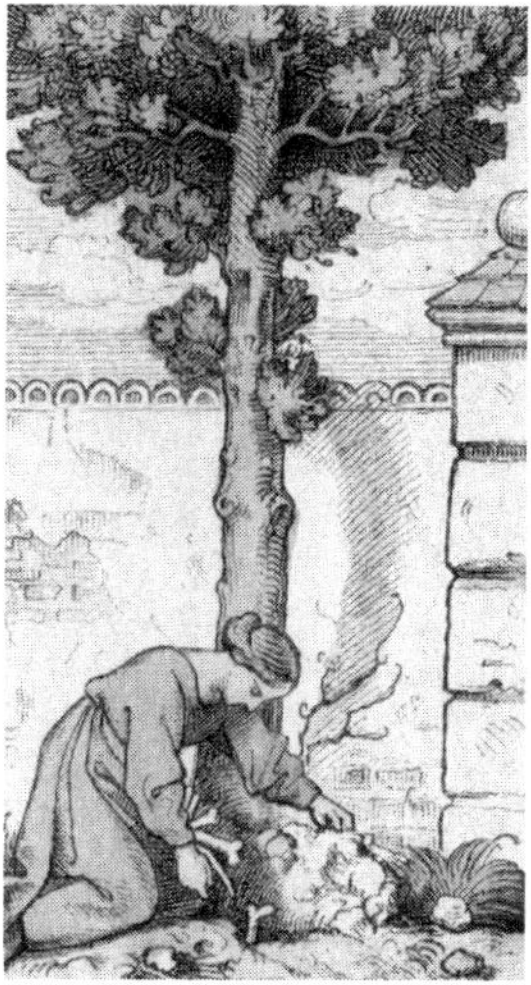
この絵では骨は木の下に置くのではなく、根もとに埋めている。この木は実際のネズの木とはずいぶん違う。ルードヴィヒ・リヒター画

やがて鳥は男の子の家に飛んできて、庭のネズの木にとまり、歌いはじめる。それを聞いた父親もマルレーネも心が晴れ、泣くのをやめて鳥を見るために外へ出る。継母は「なんて気分が悪いのだろう。外へ出たらよくなるかもしれない」と思い、

玄関から外へ出ようとすると、鳥が運んできた大きな石臼が上から落ちてきて、継母を押し潰してしまう。すると、そこから霧や炎や火が立ち昇り、それが消えると男の子が立っていた。

「ネズの木の話」の概要である。イギリスの伝承童謡「マザーグース」の中に「ネズの木の話」の鳥が歌う歌ととてもよく似た歌が載っている。「マザーグース」では殺されたのは「わたし」としか言われていないので、男の子か女の子かわからない。そして、その子のきょうだいたちが骨を拾って、「冷たい大理石の下」に埋める。歌はそこまでなので、その子が甦ったかどうかはわからない。

ネズの木が甦りの木であるというのはこの木の名前に関係する。ネズの木はドイツ語でヴァッホルダーというが、いろいろな呼び方がある。『グリム童話』のこの話は低地ドイツ語（北ドイツの方言）で書かれているので、「マッハンデルボーム」である。この他に地域によっていくつも違った名称があるが、どれも「生き生きさせる」という意味がある。

死者の魂はいっときネズの木に留まり、やがて生き返ると信じられていた。大理石の下ではだめなのだ。

ネズの木は魔除けの役目を持っていた。クリスマスには魔女や魔物を家に入らせないようにネズの枝を戸口に飾ったという。また、魔女が牛乳に魔女の術をかけて腐らせないようにネズの木の棒でかき混ぜたという。

死者の魂を甦らせることのできる植物はネズの木以外にも童話や伝説の中に見出すことができる。たとえば、『グリム童話』に「三枚の蛇の葉」という話がある。とても面白い話なのだが、長くなるので肝心の葉のところだけにしておく。蛇が身体を三つ切りにされてしまう。それを見た別の蛇が三枚の葉をくわえてやってきて、切られた蛇の身体をつなげ、そこに三枚の葉を乗せた。すると蛇は生き返った。その草は死んだ人間も甦らせることができた。その葉の名前は残念ながら「緑の葉」としか書かれていない。

古代メソポタミアの『ギルガメシュ叙事詩』（前7世紀アッカド語標準版）には若返りの草が出てくる。主人公ギルガメシュ王は無二の親友の

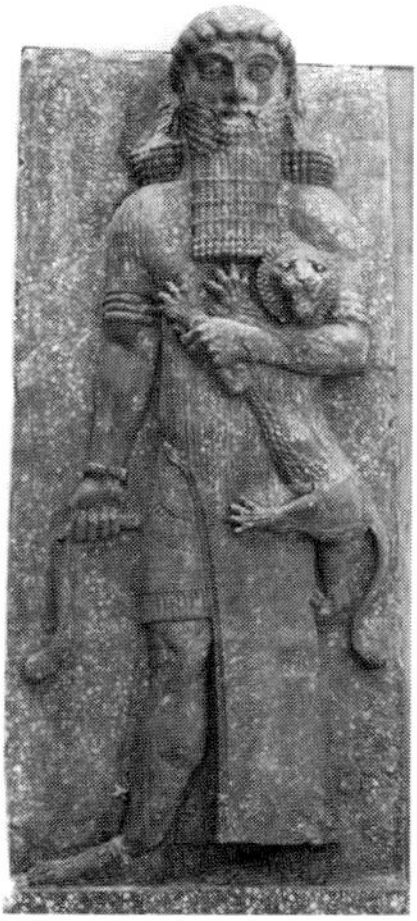

ライオンを捕まえたギルガメシュ。ルーブル美術館（フランス）

死にあい、死の恐怖にとりつかれてしまう。そこで生と死の秘密をウトナピシュテイム（不死の命をもつ神々と同じような存在）に教えてもらおうと旅に出る。そしてギルガメシュは彼から若返りの草をもらうことができた。それは根に刺がある草で、その名前は「老いたる人が若返る」という。

ギルガメシュはその草をもって故郷に帰るのだが、その途中、泉で身を清めている間にその草の香りに引き寄せられた蛇が草を持っていってしまう。ギルガメシュは激しく泣いた。そして彼は虚しい思いをいだいて故郷に戻り、終生王としての務めを果たした。

人は老いて死ぬ。それが人間というものなのだ。再生や若返りの特効薬などないのはわかっているが、あればと思うのが人間なのだろう。

### ❖セイヨウネズ

セイヨウネズ（*Juniperus communis*）は、北半球の寒い地域に自生する常緑樹である。ネズの果実は日本ではジュニパーベリーという名で売られている。ジンの香りづけにも使われるし、ドイツの名物ザワークラウトを漬けるときにも用いられる。

ナフタリンのような強い香りがする。そのことから類推されるようにネズは消毒や殺菌にも用いられ、14世紀、ヨーロッパでペストが大流行したときに大いに活躍した。また、その強烈な香りゆえに魔除けの木とも言われていた。日本で香辛料として使われているジュニパーベリーは主にバルカン半島あたりから輸入されているが、ミヤマビャクシンとかカイズカイブキなど似た木はあり、庭で育てることもできる。

北ドイツにリューネブルガーハイデという広大なヒースの原野がある。自然保護区域なので観光馬車で回るか歩くかになる。夏にはヒースの小さな花がまるで赤紫の絨毯を敷き詰めたようになる。この原野のところどころに紡錘形をしたネズの木が立っている。その様は実に美しい。ヒースもネズも痩せて乾いた土地に生育する植物である。

あるときこの原野の片隅に一本の立ち枯れしたネズの木を見たことがあったのだが、そ

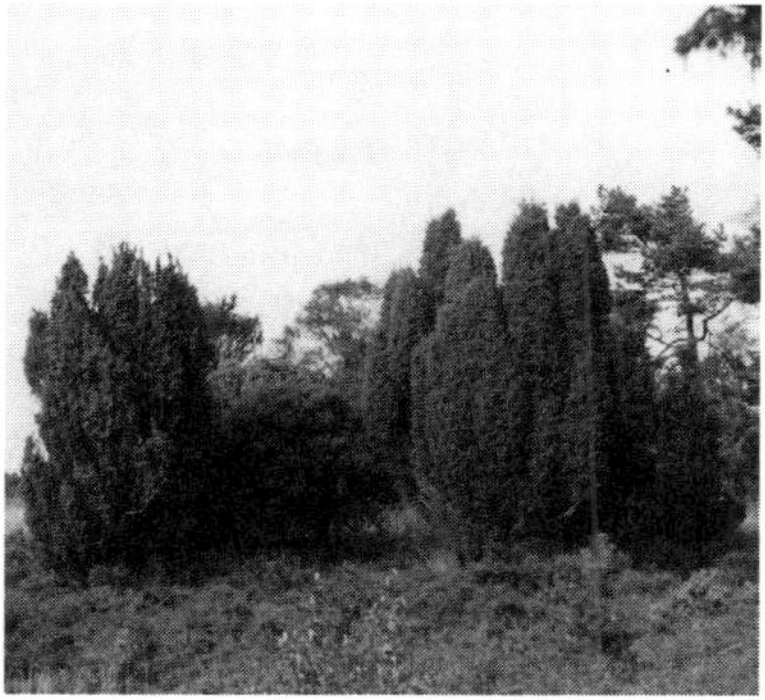

リューネブルガーハイデ

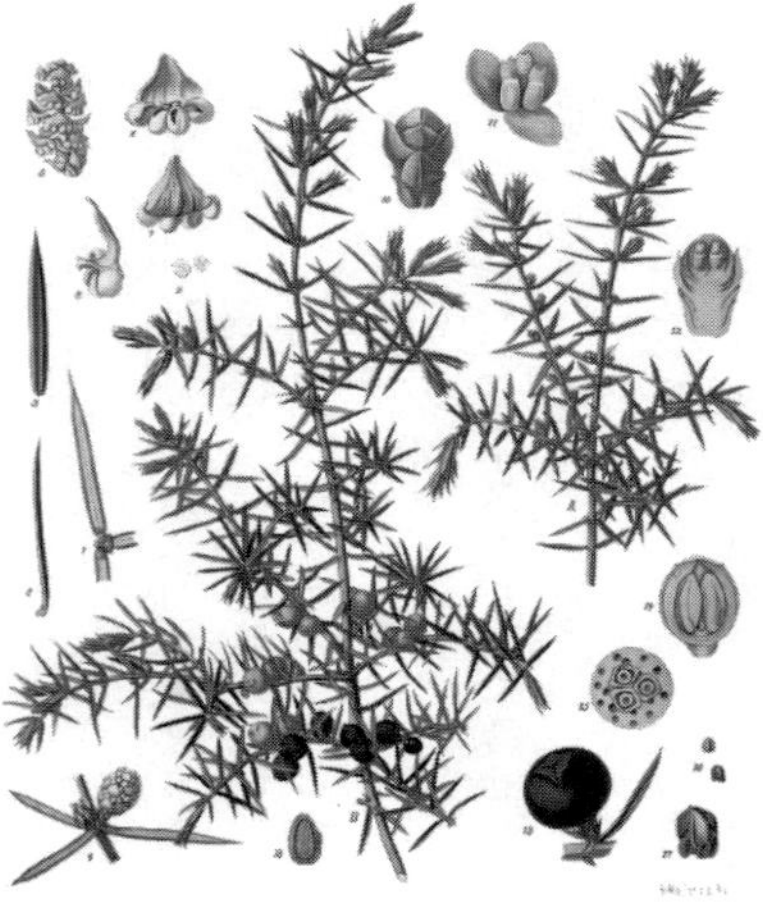

セイヨウネズ
Köhler's Medizinal-Pflanzen.1887より

の姿はとても不思議な形をしていた。根元から枯れた枝が四方に広がっていて、あたかもその中から何か飛び出したように見えた。そう、美しい鳥がここから男の子として蘇ってきたように思えたのだ。

　最後だが、ドイツの文学者ゲーテの『ファウスト』にこの小鳥の歌が効果的に使われていることを付け加えたい。グレートヒェンは恋人ファウストとの間にできた子を殺して嬰児殺しの罪で牢獄につながれ、半ば狂気になって殺した子どもの立場で歌う。

　わたしの母さん、むごいひと。わたしを殺してしまいました。わたしの父さん、
悪いひと。わたしを食べてしまいました。わたしの妹。ちいさい子。わたしの

お骨をだいじにつつんで、涼しい樹陰におきました。それでわたしは美しい森の小鳥になりました。遠くへ、遠くへ、飛んでゆきます。

グレートヒェンに殺された子どもは蘇っただろうか。

## 魔法を解く花

「ある朝、グレーゴル・ザムザが何か気がかりな夢から目を覚ますと、自分が寝床の中で一匹の巨大な虫に変わっているのを発見した」。ユダヤ人作家フランツ・カフカの有名な『変身』（1915年出版）の出だしである。主人公のグレーゴル・ザムザはなぜ自分が虫になったのか、誰によって虫にされたのか、何もわからぬまま虫のままで死んでいく。カフカはこの短編小説について「これは恐ろしい夢だ」と言っている。

私たちが一般に思う童話だったら主人公は何かに変身しても必ず元の姿に戻る。

恐ろしい夢なら必ず覚める。例えば、『グリム童話』には魔女が呪いをかける話がいくつかある。「蛙の王さま」は魔女によって蛙にされる。その理由は「呪われて」だ。そして呪いが解けるのはお姫さまという援助者によってだった。「兄と妹」では魔女によって鹿にされた兄は魔女が焼け死んだことによって元に戻る。「森の家」の王子は魔女に「呪われて」おじいさんにさせられるが、それは「心のやさしい親切な娘」によって解ける。魔女が呪いをかける理由はなんと「魔女だから」だ。そして、その呪いを解くのはほとんどが人間の力だった。

しかし、植物が呪いを解く話もある。「ヨリンデとヨリンゲル」では、魔法使いの女に鳥にされてしまったヨリンデは「真ん中に美しい大きな真珠がある血のように赤い花」に触れることで元に戻るという。このことを知った恋人のヨリンゲルは山や谷を探し歩いて九日目にやっと見つける。

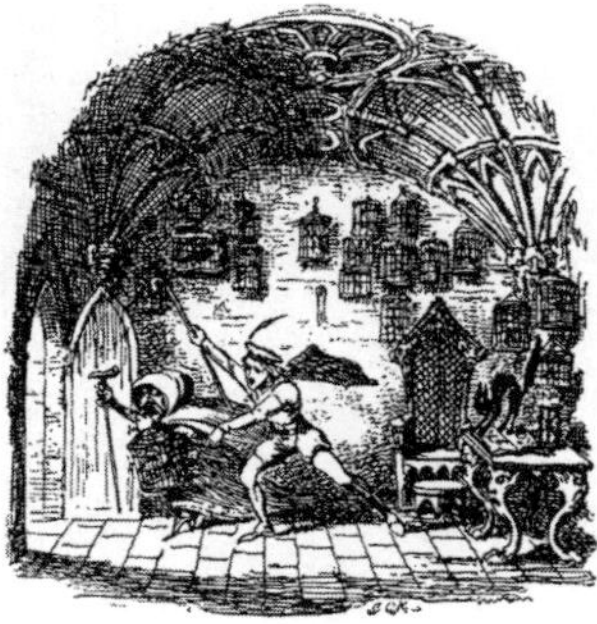

George Cruikshank, London 1823

ジョージ・クルクシャンク画
「ヨリンデとヨリンゲル」

その花は血のように赤く、そのまんなかには世にも美しい真珠ぐらいの大きな露の玉が一つあった。まんなかにあったのは真珠ではなく「大きな露の玉」だったと言っているので、「大きな真珠」というのは比喩的に使われた表現だったのだろう。そう思うと、朝露の玉が赤い花の真ん中にある花というのは案外ありそうな気がする。イメージは美しいが、これだけでは名を挙げるには具体性に欠ける。やはり想像上の花としか言いようがない。

「キャベツロバ」はどうだろう。狩人が迷い込んだキャベツ畑で、キャベツを食べるとロバになってしまい、別の種類のキャベツを食べると元に戻るという話だ。狩人はこの野菜を使ってなんと魔女とその娘をロバにしてしまう。キャベツにそのような力があるとはお話としてもあまり聞いたことがない。しかも別の種類とはどんなキャベツなのだろう。ドイツやオランダでは赤ん坊はコウノトリだけではなくキャベツの葉の下から生まれるとも言われていたそうだ。アメリカで１９８０年代に「キャベツ畑人形」という人形が作られて人気を誇っていたし、日本でも通販などでいまでも買うことができる。

キャベツは丸い葉の下から茎が伸びて黄色いきれいな花を咲かせる。とは言え、やはりキャベツではあまりに現実的すぎて魔法を解く力があるようには思えない。

では、同じく呪いを解く花の出てくる「六羽の白鳥」はどうだろう。このほうが花の役割がはっきりしていて面白い。

森の中で道に迷った王さまが魔女に会う。魔女は彼女の一人娘をお妃にするなら森を抜けだす道を教えようと言い、王さまはそれを承諾してしまう。その娘は美しかったが、なにかぞっとするような気味悪さがあった。王さまには亡き前妻との間に六人の息子と一人の娘がいた。王さまはお妃が子どもたちをいじめたりしたら大変と思い、みんなを森の中の城に隠してしまう。そして、ときおり密かに会いに行っていた。このことを知ったお妃は魔女の術で六人の男の子を白鳥に変えてしまう。難を逃れた末娘は森のどこかへ飛んで行った兄さんたちを探しに森の奥へと入って行き、やっとのことで会うことができる。

兄さんたちは昼間の数時間だけ人間に戻ることができるが、完全に呪いを解くには、妹が六年の間一言も口をきかず、笑いもせず、「星の花」という花を縫い合わせて兄さんたちのシャツを六枚作らなければならないのだと兄たちは言う。それからというもの、妹は星の花を集めては木の上に座ってシャツ作りに専念した。それから何年か経って、あるとき、狩りのためにこの森にやってきたある国の王さまがこの娘を見つけ、城に連れていってお妃にした。

ところがこの王さまの母親は腹黒い女で、王さまの結婚をよく思っていなかったので、お妃が生んだ子を隠してしまい、王さまにはお妃が子どもを食べたと言い立てる。お妃は口をきいてはいけないので、弁明ができない。二人目の子どものときまでは王さまも母親を相手にしなかったが、三人目のときにはいたしかたなくお妃を裁判にかけることにした。判決は火あぶりの刑だった。

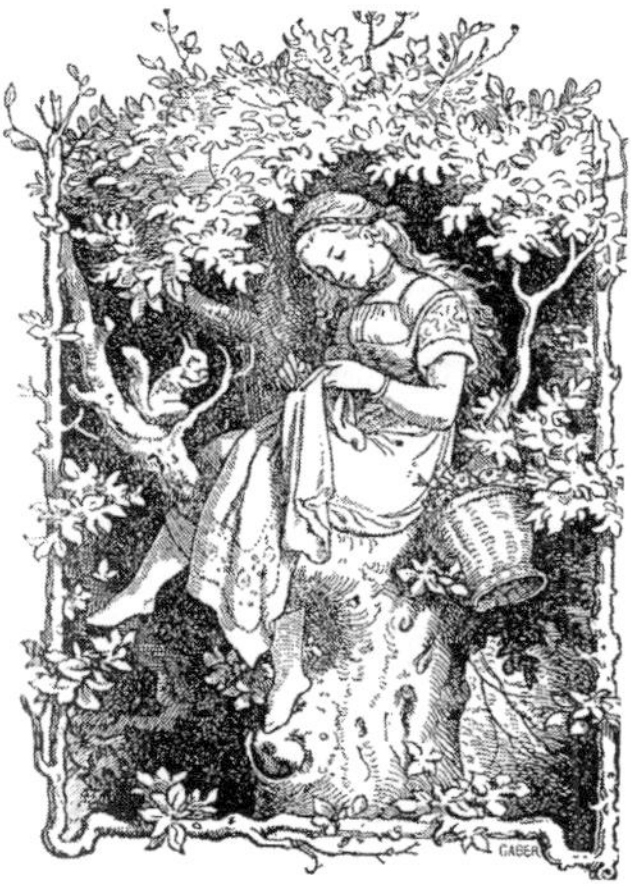
木の上でシャツを編む妹。ルートヴィヒ・リヒター画

お妃が処刑台に立たされたちょうどそのときが六年目で、最後の六枚目のシャツが片腕だけを残して仕上がっていた。そこに六羽の白鳥が飛んでくる。お妃が白鳥にそれぞれシャツをかけてやると、白鳥は元の兄たちに戻った。最後の兄さんだけは

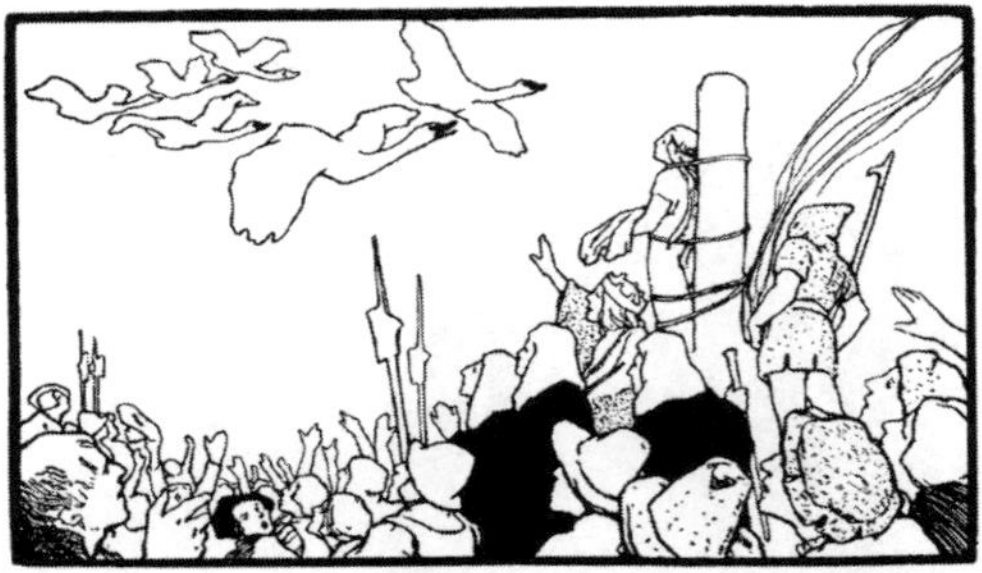

いつの時代でも同じだが、特に18世紀ドイツでは、嬰児殺しは死刑に値する大罪だった。覚えのないことでも疑われ、それを晴らすための手段がなかったら、このように救いのある童話の世界に入り込みたく思うだろう。オットー・ウベローデ画「六羽の白鳥」(1907年)

片腕がなくて、その代わりに背中に白鳥の翼が生えたままだった。

お妃は自分の身に起こったことを話すことができ、三人の子どもも戻ってきた。腹黒い女はお妃の代わりに焼き殺されてしまった。王さま一家は長い年月を幸せに過ごした。

さて、この妹は星の花で編んだシャツがなんとか間に合ったので、間一髪で処刑を免れたが、この星の花（シュテルンブルーメ）というのはいったいどんな花なのか。シャツに編み上げることのできるような花なのだろうか。そもそも花でシャツが編めるものなのか、たとえできたとしても最初の一枚目が枯れもせず六年ももつのかと、こんな風に現実的に読んではいけないのだが、でも、やっぱりそう思ってしまう。

「ヨリンデとヨリンゲル」の花はあまりに幻想的すぎたし、キャベツは実際にありうる野菜だが、ただ食べるだけというのは面白くない。

では、「六羽の白鳥」の「星の花」もまったく架空の花なのだろうか。邦訳ではたいていユウゼンギクとなっている。ユウゼンキクの学名アスターは星の意味なので、「星の花」でもいいのかもしれない。また、ハナニラやアストランティア・マヨールもドイツ語では星の花と呼ばれている。どれもみな美しい花である。花で編んだシャツなんてあるわけないと思いつつ、あったらきっととても美しいシャツなんだろうなと想像すると楽しくなる。

ところで、この話はアンデルセンの「野の白鳥」とよく似ている。アンデルセンではお姫さまがシャツを縫うのは棘のある「イラクサ」になっている。イラクサに刺されたことがある人ならわかると思うが、その痛みは半日は続く。イラクサはお湯に通せば棘が無くなると言われているが、お姫さまが森の木の上に座ってこれでシャツを縫うのは無理な話だ。とっても痛いイラクサのほうが魔女の呪いを解くのにふさわしい植物なのか、星の花のようないかにも童話らしいきれいな花のほうがいいのか。

### ❖ハナニラ

ハナニラ（*Ipheion uniflora*）はヒガンバナ科の球根植物。ドイツ語では「春の星の花」という。その名の通り、地上部がみられるのは3月から5月までの開花期だけである。花の形は確かに星のようだ。和名の由来は花も匂いもニラに似ているからだという。

### ❖アストランティア・マヨール

アストランティア・マヨール（*Astrantia major*）は、ヨーロッパのガーデニングには欠かせないセリ科の園芸用植物。和名はなく、学名そのままアストランティア・マヨールと呼ぶ。ドイツ語ではシュテルンドルデ

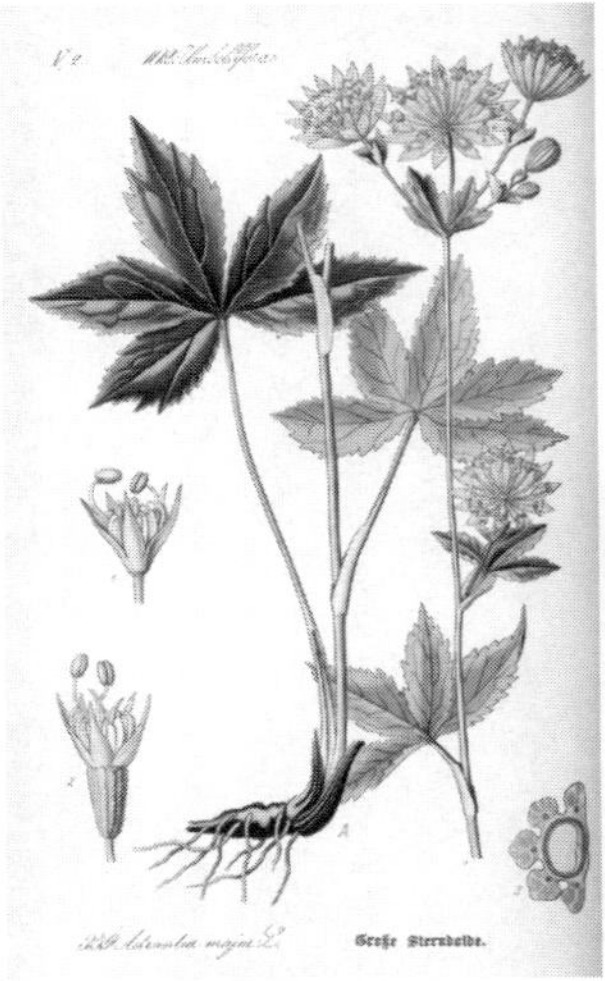

アストランティア・マヨール

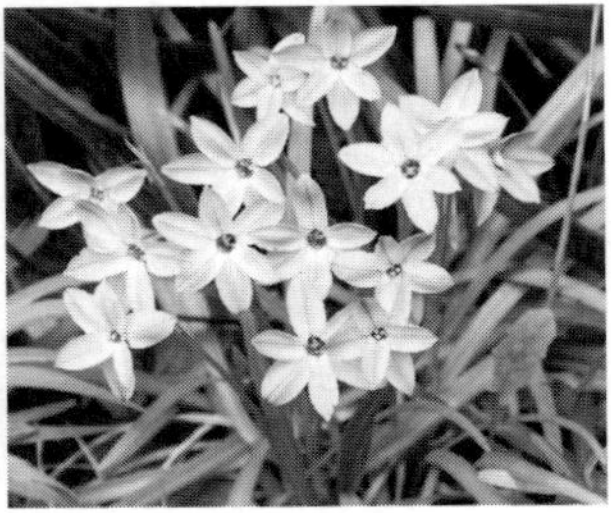

ハナニラ

（星の散房花序）というが、俗にシュテルンブルーメ（星の花）とも言う。

広くヨーロッパの地が原産で、森や草地に生えている。それほど丈の高い草ではなく、茎の先に数個ずつ咲く花はなんとも言えず美しい。花びらのように見える萼がまるで星の光のように放射状になって広がり、その中心に小さな花が何十と咲く。色は白や薄いピンク、濃い紫もある。

### ❖イラクサ

セイヨウイラクサ（*urtica dioica*）の葉は刺毛で覆われているが、この刺にはアセチルコリンやセロトニンなど皮膚に炎症をおこす成分が含まれている。煮ると毒性分は消えるので、煮て食べられる。また強靭な繊維も取れる。英名はネトル。

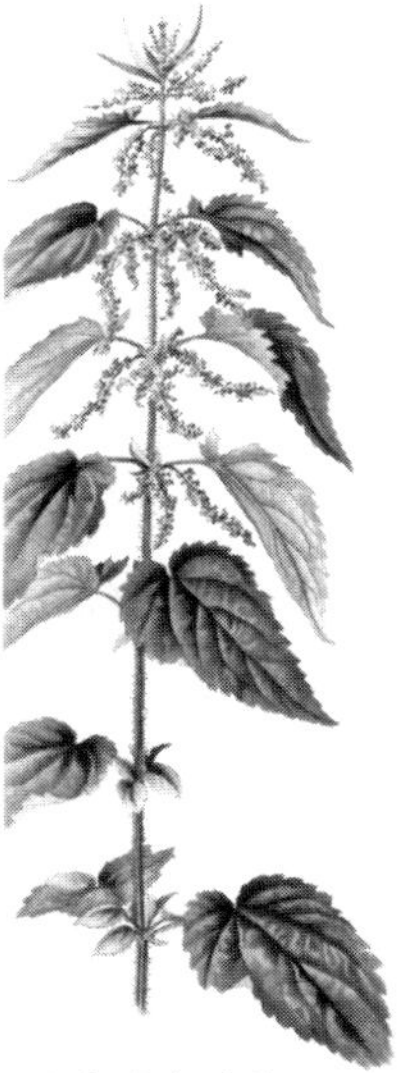
セイヨウイラクサ

## 魔的な力と聖なる力の両方を持った木

ヤドリギは、和名で宿生木（あるいは宿り木・宿木・寄生木）と書く。寄生という文字はなんとなく不快だ。他者に寄りかかることでしか生き延びることができないみたいな感じがするではないか。ヤドリギという言葉から受けるイメージはまさに「パラサイト」だ。

ところが、ヤドリギは、植物学上は光合成をして緑を作るので、完全な寄生樹ではない。半寄生性の常緑低木樹なのだから完全に何かにおんぶしているわけではないのだ。ケヤキ、ブナ、サクラなどの落葉樹によく寄生するので、冬に葉が落ちると、緑の球のような形が枝に張り付いているのがよくわかる。一本の木にいくつもびっしり張り付いている場合もある。

ヤドリギはその果実を鳥に食べてもらい、鳥が種の入ったその糞をどこかの木に落とすことによって繁殖する。だから、鳥が容易に見つけることのできるように葉の落ちた冬の季節に実をつけるのである。その種はとても粘々しているので、鳥にしたら糞ぎりが悪いので、その粘々した糞のついた尻を木にこすりつけて身体からこそぎ落とすそうだ。これが鳥もちの材料にもなる。

こうして冬に熟した白い実はまるで真珠のように美しい。首飾りにしたいと思うほどだ。舐めたくもなるが、口にすると焼けつくような痛みが走るそうだ。

日本のヤドリギについては古く「延喜式」（927年）や貝原益軒の『大和本草』（1709年）に、薬効のある植物として記されている。枝や葉を乾燥させた生薬ソウキセイは婦人病や高血圧、関節炎、腫瘍などに効くという。

ヤドリギは薬効だけでなく、文化史から見ても、極めて大きな存在感のある植物だ。たとえば、いまもよく知られているのが、クリスマスツリーの飾りに

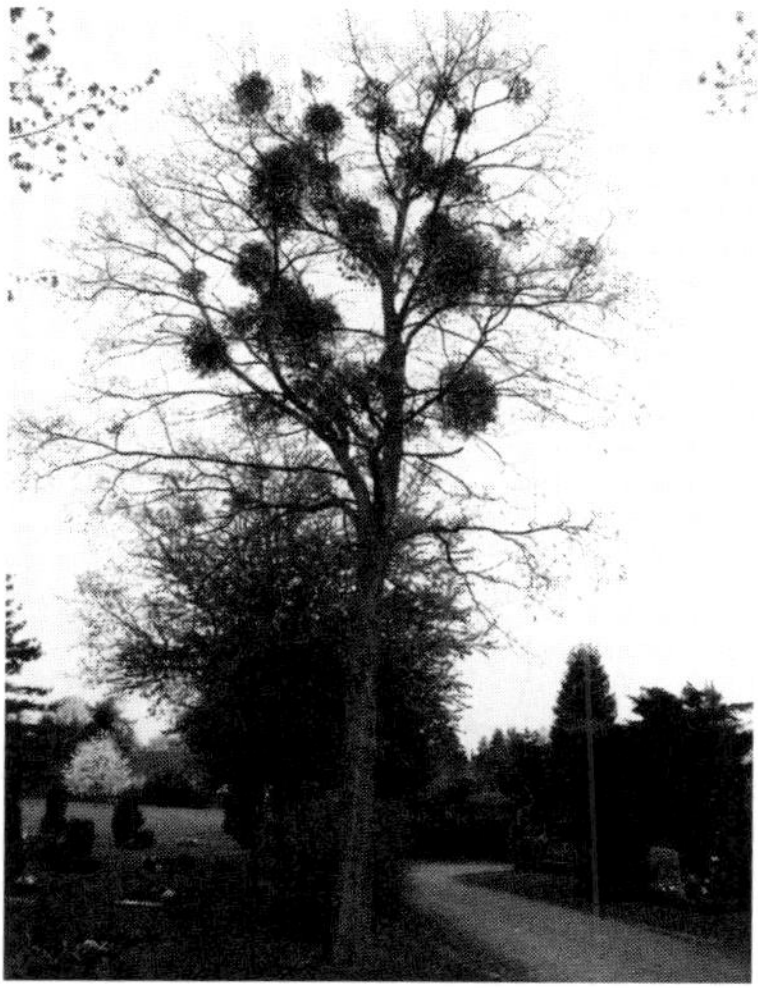
複数のヤドリギが張り付いた樹木

使われる木ということである。そして、このツリーの下に立っている人は誰かにキスされても怒ってはいけないとか、キスをした人とは永遠に結ばれるとか。なんともロマンチックな言い伝えがあるので、好まれるのだろう。かなり古くから伝えられているようだが、その由来はというとヤドリギは愛の女神に捧げられた木だからという説がある。だが、この愛の女神というのは北欧神話の神族の長オーディンの妻フリッグのことと思われる。フリッグは愛と結婚の女神と言われているからだ。しかし、ヤドリギが彼女に捧げられたというのは本当ではない。ヤドリギはフリッグにとって自分の過失を認めることになる忌避すべき恐ろしい植物以外の何ものでもなかったからだ。

オーディンとフリッグの間に生まれたバルドルは「光の神」、「神々の中でも最も優れた者」と言われ、やがて神々の長となる運命を担っていた。ところが、あるとき彼は「自分は死んでしまうかもしれない」という不吉な夢を見る。それを聞いた母親のフリッグはこの世のありとあらゆるものにバルドルを殺さないように約束させて、バルドルは不死身になった。本当に不死身になったのか神々はあらゆるものを武器として使い、試したところ、何ものも彼を倒すことはできなかった。

ところがフリッグはあらゆるものと約束したはずだったが、なんとヤドリギとだけは約束を交わしていなかったのだ。バルドルを亡き者にしようと企んでいた巨人族の神ロキはこのことを知り、ヤドリギで矢を作る。バルドルの義弟はロキにそそのかされてこのヤドリギの矢でバルドルを射ち殺してしまうのだ。

フリッグがなぜヤドリギと約束をしなかったかというと、ヤドリギはまだ幼くて

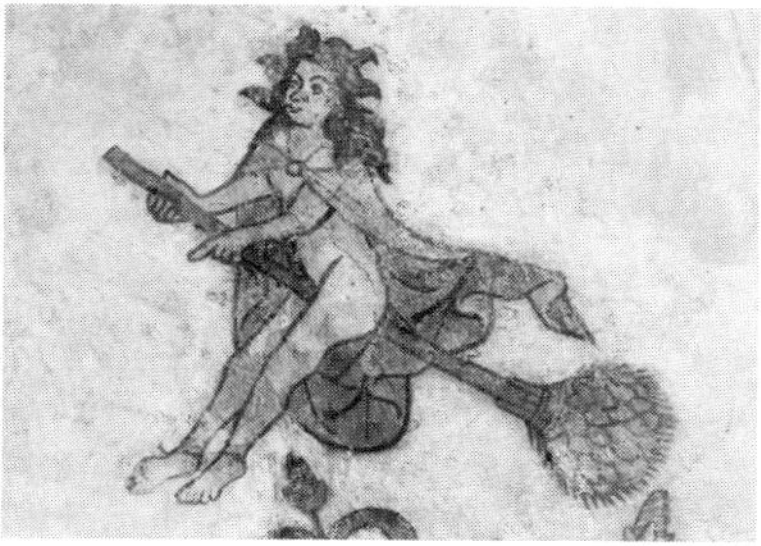

北欧神話の女神フリッグ。鷹の羽衣で空を飛ぶと言われているが、この絵では何かの穂で作られた大きなホウキにまたがっているように見える。聖ペテロ大聖堂天井画(シュレースヴィヒ)

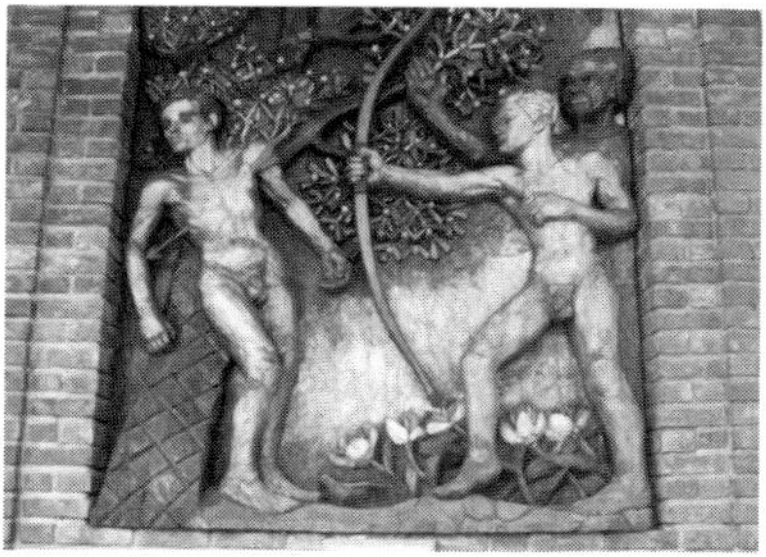

北欧神話の主神オーディンと妻フリッグの子どもバルドルは義弟のホズにヤドリギの矢で殺されるが、神々の滅亡(ラグナロク)後に復活する。オスロ市庁舎(ノルウェー)

生き物として不完全だったので神と契約できなかったのだという解釈があるようだ。自分の過ちから大切な息子を失ってしまった。痛恨の極みだ。ヤドリギは触れられたくない植物だったはず。フリッグとヤドリギを結びつけるなら、びっしりと実る豊かなショウ果のゆえに豊穣や多産のシンボルとされたのではないだろうか。これならクリスマスツリーの飾りが結婚の女神フリッグと結びついても不自然ではない。

ヤドリギについては、イタリアのヤドリギ信仰について書かれたジェイムス・フレイザー著『金枝篇』（1890年）でもよく知られている。金枝とはヤドリギのことである。また、一般的にはケルトのドルイド僧の話も思い浮かぶだろう。古代ローマの博物学者大プリニウス（23—79年）の『博物誌植物篇』に載っているものから簡単に紹介する。

ヤドリギはめったにオークの木に宿らないが、それが見つかったら、月齢の六日目（1月6日のこと）に盛大な儀式をする。ケルトの神官であるドルイド僧が白い上着を着て木によじ登り、黄金の鎌でヤドリギを刈り取る。それを木の下に広げた白い布に落とし、生贄の雄牛とともに神々に捧げる。その後、それらは神からの贈り物として人々に与えられる。このヤドリギを飲み物にすると、どんな動物でも多産になり、あらゆる毒物に対する解毒剤にもなるという。

オークの木はケルトやゲルマンにとって神木である。そのオークに宿ったヤドリギはそれだけでも貴重な植物である。しかも、ヤドリギは地面に直接接することがないので、純粋な存在として拝められる。ヤドリギはクリスマスツリーだけでなく、玄関のドアや壁にも飾る。魔除けにもなると言われているからだ。

ヤドリギは日本でも古くから長寿を願う木だった。たとえば、『万葉集』に正月の饗宴のときに歌われた大伴家持の歌が載っている。

「あしひきの　山の木末（こぬれ）の　ほよ取りて　かざしつらくは千年寿（ちとせほ）くとぞ」（第18巻4136番歌）

「ほよ」というのはヤドリギのことで、「ヤドリギを採って髪に挿したのは千年もの生命を願ってのことだ」という意味である。ヤドリギは日本でも長寿を約束する聖なる木だったのだ。

ヤドリギは直接魔女と結びつく植物ではないが、魔的な力と聖なる力の両方を持った木として、魔女の植物園に選ばれる資格はじゅうぶんある。

### ❖ヤドリギ

セイヨウヤドリギ（*Viscum album*）は、ドイツ語で「ミステル」英語で「ミストール」と呼ばれる。学名のアルブムは白いという意味で、セイヨウヤドリギの実は白い。半寄生性の常緑低木樹。ポプラやケヤキによく宿る。

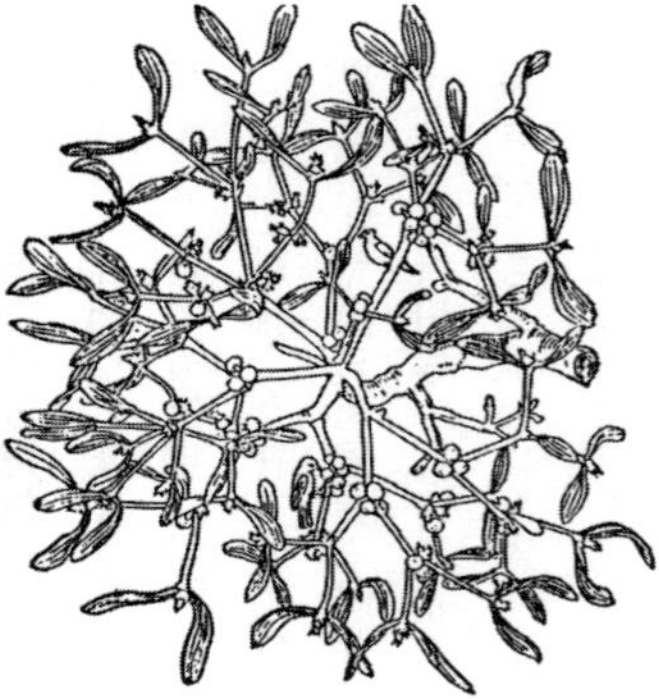

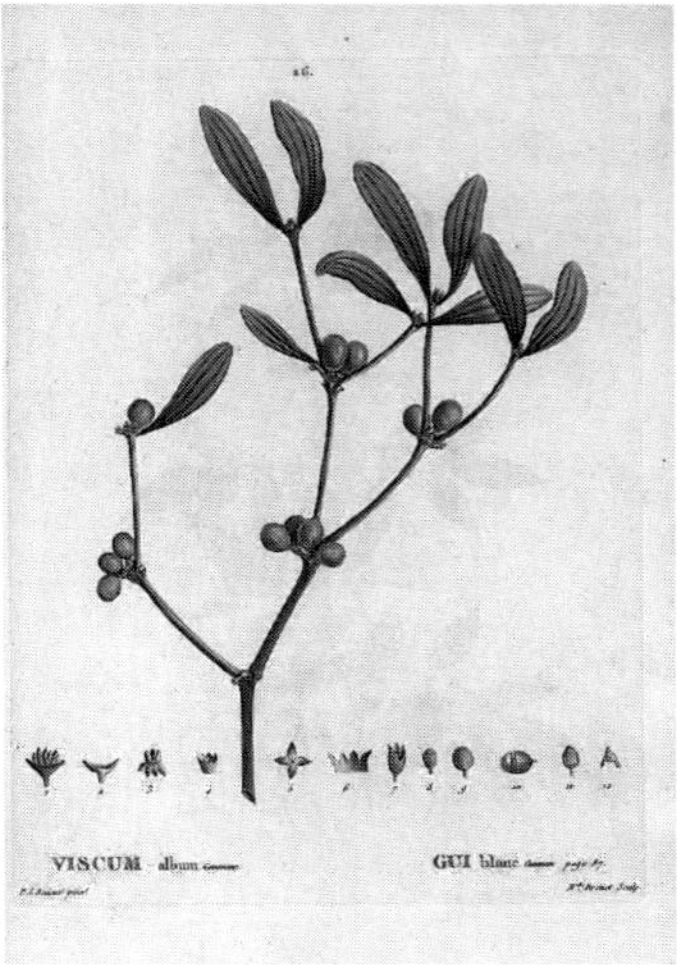


セイヨウヤドリギ

# この世とあの世をつなぐユリの花

グリム童話に「三羽の小鳥」という話がある。三人姉妹の一番上の姉がコイテル山（中部ドイツにある山）に住む王さまと結婚する。二人の妹はそれぞれ大臣と結婚する。姉が身重になったとき、王さまは旅に出なくてはならず、妹たちに姉の世話をしてくれるよう頼んだ。ところが二人の妹は生まれた姉の子どもを川に沈めてしまう。すると小鳥が飛んできてこんな歌を歌う。

死出の旅路　百合の花咲く　草むらにいるよ　元気なぼうや　そうだよね？
（池田香代子訳）

妹たちは王さまに姉は犬の子を産んだと言った。王さまはそれも神様がなさることならそれでいいと言う。そして童話の決まりごとのように同じことが三度繰り返される。王さまはついに腹を立ててお妃を牢屋に入れてしまった。お妃の産んだ男の子二人と女の子の三人は川を通りかかった漁師に助けられる。

やがて自分たちが拾われた子どもであることを知り、次々と父親探しの旅に出る。道中の話は長くなるので省略するが、最後には父親に会え、母親は牢獄から出され、悪い二人の妹は焼き殺されて、話はおしまい。

この話は方言で書かれているので、微妙なニュアンスを読み取るのは私には難しいが、小鳥の歌う「百合の花咲く草むら Lilienstrus」という言葉がとても気になる。この部分の邦訳をいくつかみてみると、「かさねてのご無沙汰あるまで　百合むらに」（金田鬼一訳）、「百合のしげみへ」（関敬吾・川端豊彦訳）、「百合の花むらに」（吉原高志・吉原素子訳）などがある。

この歌の意味はこんなかなと私なりに解釈してみる。子どもたちは川に投げ込まれて本当は死んだのかもしれない。いや、死んではいないかもしれない。だから百合の花咲く草むらにとどまっていたら神さまの気持ち一つでまたこの世に戻ってこられるかもしれない。「坊や、そうだよね。（だから待ってるんだよ）」

どの訳も百合の花が死者を包みこんでいるイメージだ。金田鬼一によると、「ユリは不死の霊魂を表す」という。ユリの花束の中には神の沙汰を待つ人たちがきっとたくさんいるのだろう。ユリの中にはこの世とあの世の境があるのかもしれない。

ところで、子どもたちが投げ込まれた川というのは「ヴェーザー川だと思うけど」と書かれている。ヴェーザー川はドイツ・メルヘン街道のハン・ミュンデンからブレーマーハーフェンに向かって流れ北海へ注いでいる川である。この河畔の町コルヴァイにある修道院は9世紀から10世紀にかけて多くの司教を輩出し、価値のある図書館も所有していた重要な修道院だった。近くの墓地には、ドイツ国歌の作詞者として有名な詩人ファラスレーベン（1798―1874年）の立派な墓もある。

グリム兄弟の『ドイツ伝説集』によれば、このコルヴァイ修道院にも数百年前から不気味なユリの話が伝わっているという。ここの修道院で修道士の誰かが死ぬことになると、その死の三日前に、聖堂内陣にかけられている青銅の花輪の中のユリがその予告をするという。

このユリは花輪の中から抜け出して、死が迫った者の椅子の上に姿を見せる。こうなったら決して死から逃れることはできなかった。

あるとき、ある若い修道士の椅子にユリが姿を見せたとき、彼はそのユリを年配の修道士の椅子に移し替えた。年配の修道士は己の死を知り、病気になってしまったが、やがて回復した。一方死を忌避しようとした若い修道士は予告通り三日目に急死した。

昔、コルヴァイ修道院に行ったことがあった。そのとき内部も見学したので、おそらく内陣にある青銅の花輪を見たかもしれないが、当時はこの話を知らなかった

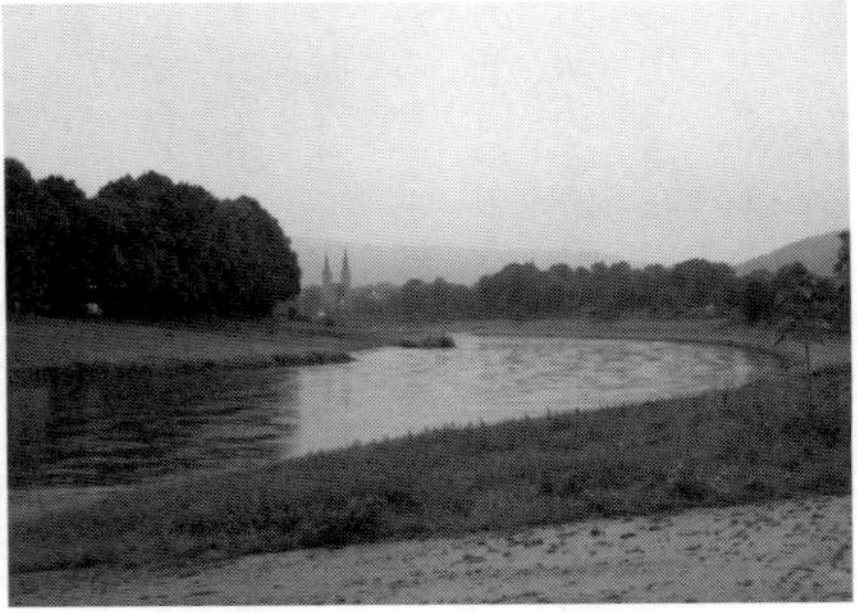

ヴェーザー川(452km)は、フルダ川とヴェラ川(ともにドイツ)がハン・ミュンデンで合流して北海まで流れる。ハーメルンのすべてのネズミが誘き出されて溺死したのもこの川

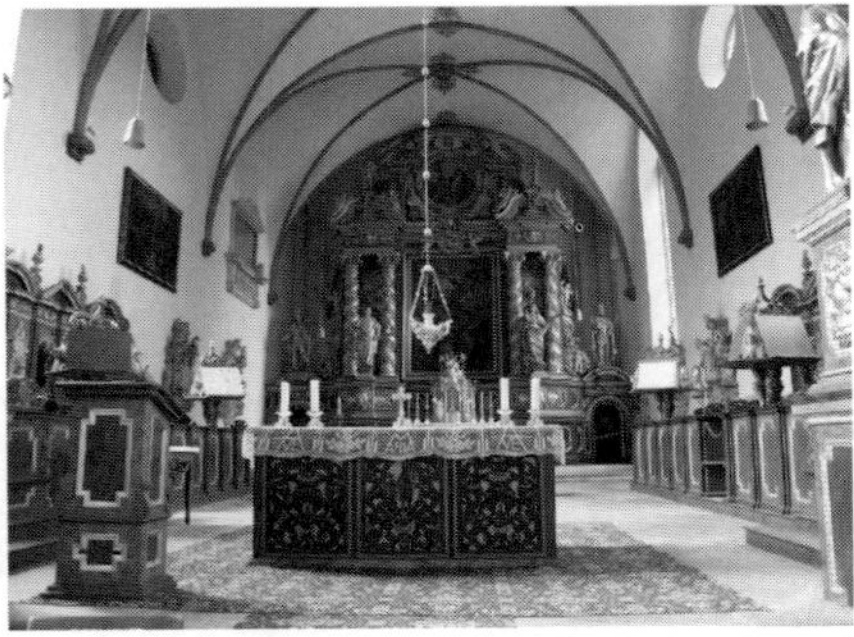

コルヴァイ修道院は三〇年戦争でほとんど破壊され、17世紀に建て直されたが、祭壇の金細工や装飾はとても豪華で貴重。2014年ユネスコ世界遺産に登録

ので、残念ながら見逃した。でも、知っていて、もしその花輪にユリがなかったらきっとゾッとしただろうから気がつかなくてよかったのかもしれない。

また、同じ『ドイツ伝説集』に「ユリ」という話がある。Hというどこか地方の話だが、ここに首を切り落とし、また元に戻す術を知っている男がいて、彼はこんな悪魔のような所業はやめにしようと決心したのだが、ある祝宴の席で仲の良い知人から最後にもう一度その術を見せてくれと頼まれる。ところが誰も頭を貸そうとする者がいなかったが、一人の下男が「必ず元通りにしてくださいよ」と強く頼んで首を差し出した。こうして男がなんとか下男の首を切り落としたが、どうしたことかうまくくっつかない。男は客の中に男の術を邪魔する者がいるに違いないと思って、誰にともなく邪魔をしないでくれと頼んだ。しかし、何度か試したがやはり下男の首はくっつかなかった。

そこで男は卓上に一本のユリを生えさせて、その花を切り落とした。すると客の一人が椅子から落ちて倒れた。その客の頭は床に落ち、下男の首はやっと元通りになったという。

男は自分の術を邪魔する者を排除するために、ユリの花を人間の首に見立てて殺したのだ。呪いをかけたい対象と似ているものを作って、それに術をかけると、対象にまで術が届き、呪いは実現すると信じていた時代があった。藁人形を憎い相手に見立てて、毎夜丑の刻に神社の神木にその人形を五寸釘で打ちつけるのと同じである。こういう呪い方は、実際に相手を攻撃するのではないから、使ってみたいと思う人もいただろう。

これも『グリム童話』の話だが、「黄金のこども」にも生死と結びつくユリの花が出てくる。魔力を持った黄金の魚の一部を食べた漁師の妻は黄金の双子を産み、残った魚の一部を土に埋めると、そこから黄金のユリが二本生えてきた。このユリは子どもたちが病気になると萎び、死ねば枯れて倒れてしまうという。

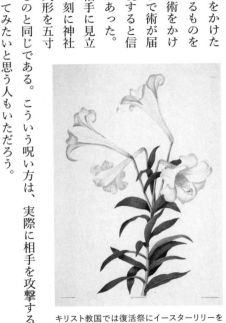

キリスト教国では復活祭にイースターリリーを飾る。これはドイツ人医師フランツ・シーボルト（1796-1866年）が日本から持ち帰った琉球列島原産のテッポウユリ（*Lilium longiflorum*）である。ラッパのような白い花が横向きに咲く

兄は修行の旅に出て、森の中で魔女に会う。魔女の飼っている犬のことで魔女の怒りを買い、石にされてしまう。家にいた弟が兄のユリの状態を見て顔色を変えて兄を助けに行き、魔女を倒す。無事帰宅した二人に親は「ユリがピンとなったから助かったとわかったよ」という。

この話は要約するのが難しいので、かなり簡略に紹介したが、ユリの役目については気になる話だ。

なぜユリなのだろう。ユリは死と結びつく花なのだろうか。ユリの花といえば聖書によく出てくる花で、純真や無垢のシンボルである。マリアの受胎告知の場面に登場する定番の花だ。その代表はマリアに受胎告知をする天使ガブリエルが手にする白ユリである。これがマドンナリリー（*Lilium candidum*）だ。ガブリエルの手にない場合は、花瓶に飾られて床にあったりする。キリスト教の図像学では受胎告知には白ユリ、マリアの服は赤、マントは青となる。白はまだ何ものにも染められていないという意味で無垢のシンボルとみなされる。同時に白という無色は絶対的な無である死とも結びつく。日本では昔の死装束はだいたい白と決まっていた。しかし、ユリは仏花としては避けた方がいいらしい。花が下向きに咲き、時にそのままポトリと落ちる。香りが強い。しかも毒がある。

確かにユリのあの強烈な香り、居丈高に見える雄しべや雌しべ。ユリはかなり自己顕示欲の強い花のように思われる。もちろんこれは私の個人的な感じ方であるが。

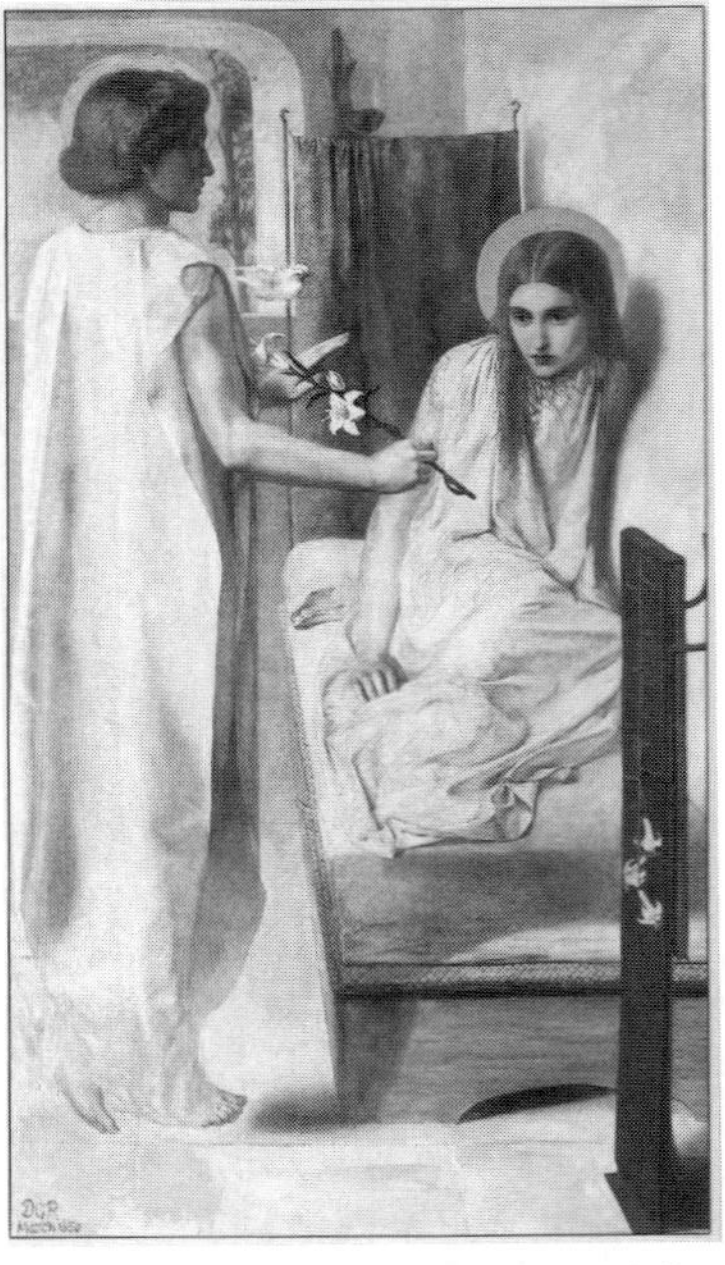

マリアの服が白いということで非難されたが、後ろにかかっている布は青、天使ガブリエルの手にはユリで約束事は果たしている。手前にかかっている赤い布のユリ模様はマリアが刺繍したもの。ダンテ・ゲイブリエル・ロセッティ画「視よ、我は主のはした女なり」(1849年)

## ❖ユリ

ユリの原種は100種近くある。花の中でも代表的な花である。ユリ根は鱗片状の葉をつける鱗茎で、主成分は糖質だが、タンパク質やカリウムなどの養分が貯蔵されているため、栄養豊富である。オニユリ、ハカタユリなどユリ属の球根は滋養強壮、利尿、鎮咳、神経症、精神不安に効果があるという。

ユリ根は漢方薬で「百合」と書き、「びゃくごう」と読む。「百」もの病気が「合」わさった病気に効くという。なるほど百合という漢字にそういう意味があったのかと深く合点した。

ユリ根は和食にも使われる。ユリ根は茶碗蒸しの具になくてはならない。銀杏とユリ根が入っている茶碗蒸しは最高だ。同じ食用であるナスやジャガイモの花も美しいが観賞用として栽培されることはな

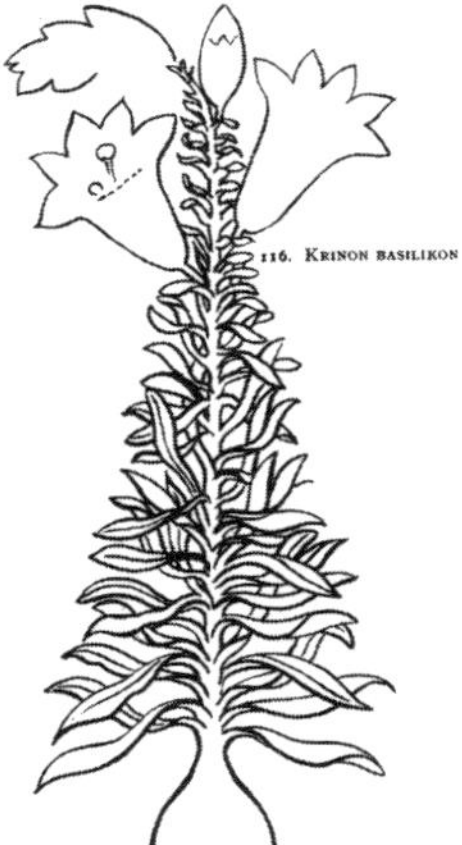


マドンナリリー

い。だが、ユリは違う。清純無垢なイメージ、ときには死につながるイメージをもつユリの花と茶碗蒸しのユリ根とのギャップはなかなか面白い。ドイツでは同じ鱗茎でもタマネギやニンニクは食べるのに、ユリ根は食用とみなされていないようなのは惜しい。

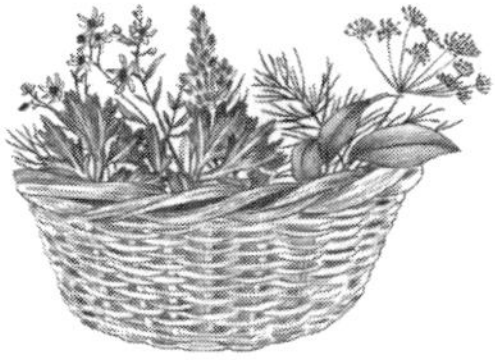

# 第3章 幸せをもたらす植物

## ポジティブなパワーを持つ植物たち

1章では「魔女の料理」、2章では「魔力を秘めた植物」について紹介してきた。そこでは、恐ろしい「魔力」を宿す植物といったイメージの話が多かったので、本章では「よいパワーを持ったよい魔女の植物」について話をしよう。

その前に、魔女には「よい魔女」と「悪い魔女」がいるということについて確認しておきたい。

16世紀になって当時の社会や権力に不都合と思われた女性（男性も）が魔女としてとらえられ、無惨にも処刑された。この時代には魔女と言えば邪悪な魔女に決まっていた。「よい魔女」という言葉などなかった。たとえば『グリム童話』だったら、そこに登場する魔女はどんなことをしたかには関係なくすべて「悪い魔女」だった。

しかし、富をもたらすハシバミや、家庭薬として効果抜群のニワトコについて伝えられている話を読めば、人間によい効果を与えてくれる植物があることを知り、そういう植物を見つけ出してその効果を人に与えてくれる人がいたことがわかる。そういう人を「よい魔力を持った女」、つまり「よい魔女」と言ってもいいかと思う。

たとえば、古代には女性にとって効果あるヨモギにかかわるアルテミス女神がいた。11世紀にはライン河畔に住む尼僧ヒルデガルトが彼女の著書『自然学』の中で300以上の薬草の効用について語っている。

そして妊婦のために魔をも恐れず守り草を身に携えて出産に携わった産婆もいた。また、聖母マリアは自分に捧げられた薬草に聖なる力を与えた。このような女性たちは「よいパワーを持ったよい魔女」の仲間と言ってもいいのではないかと思う。

彼女たちのパワーに何か望むとしたら、平凡なことだが、なにより無病息災を望む。健康であるということは間違いなく幸せなことである。「よき魔女」は、「悪しき魔女」に引き込まれることなく、パワーを秘めた植物を見出し、健康を人間に約束してくれる。

「よき魔女」の運んでくれる幸せの植物はもちろんそれだけで立派に「魔女の薬草園」の一角をなすはず。入ってみよう。

# 富をもたらす木ハシバミ

神社で購入したお守り、どこか旅先で買ったお守りのネックレスなど私たちは魔除けの一つ二つは持っていそうだ。

私は年に一度ドイツのハルツ地方で行われる魔女の祭り「ヴァルプルギスの夜」に出かける。その会場で買ったルーン文字を彫った銅製のネックレスをいくつか持っている。北欧神話の主神オーディンが発明したというルーン文字は魔除けの品によく使われているのだ。

また、イギリスのボスキャッスル（コーンウォール半島）にあるウィッチクラフトミュージアムでは、薬草の入った小さなガラス瓶のお守り用ネックレスを買ったこともある。どんな薬草かわからないまま、なんとなく素敵だと思って買ったのだが、これは「魔女の瓶」といって強力な魔除けの力がある伝統的なグッズだった。

これら人工のお守りとは別に、薬草そのものが魔除けの役目をするものは森や野原で探すしかない。それがどんな薬草かはその地に伝わる昔話や伝説を通してしか

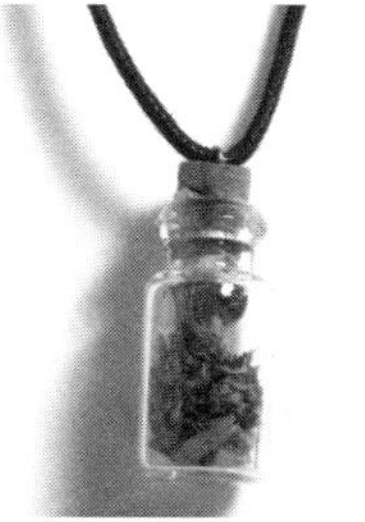

ボスキャスル（コーンウォール半島）にあるウィッチクラフトミュージアム（魔術博物館）のショップには魔除けのグッズがたくさんある。薬草の入った小さな瓶のペンダントは魔除けという感じがしないが、「魔女の瓶」と謳った強力なお守りなのだ

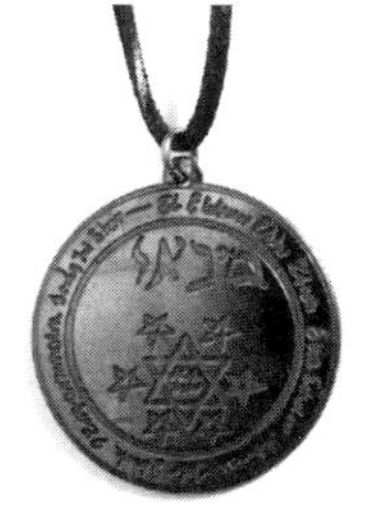

ヘキサグラム（六芒星）はダビデの星とも言われ、イスラエルの国旗のデザインにもなっているが、ユダヤ人と結びつけられるようになったのは17世紀になってからだそうだ。六芒星には線と線の交わる目が多いので、目を嫌う魔に対抗できるお守りになったという説もある

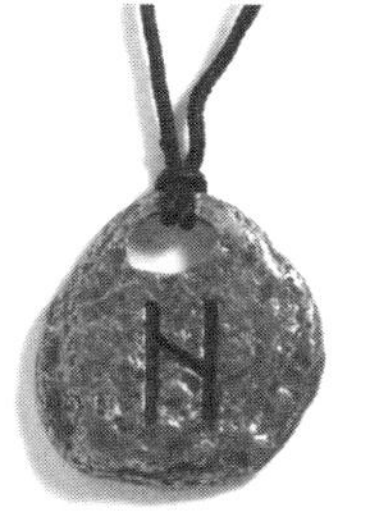

ルーン文字は北欧神話の主神オーディンが苦行の末に見出した文字と言われ、占いや儀式に使われているが、実際は1世紀頃のゲルマン人が用いていた文字だった。Hに見えるのは雹（ひょう）の意味で、嵐などの自然災害のお守りになる

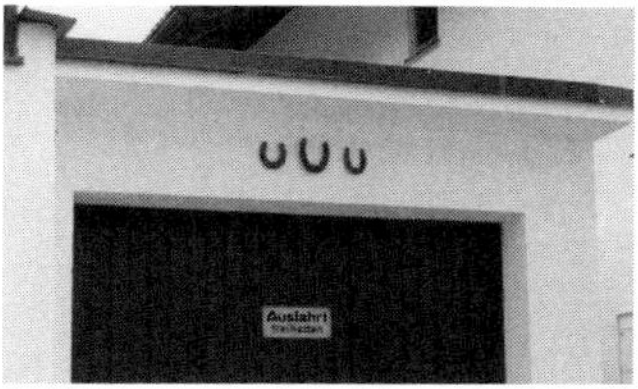

蹄鉄が魔除けになる理由の一つに魔は鉄を嫌うというのがあるらしい。ドイツではガレージの入り口の上に飾って交通安全のお守りにしているのを見かけることがある。飾るとき、上向きなら「幸せを受ける」、下向きでも「不運を落とす」と言われ、どちらでも蹄鉄の守りは堅そうだ

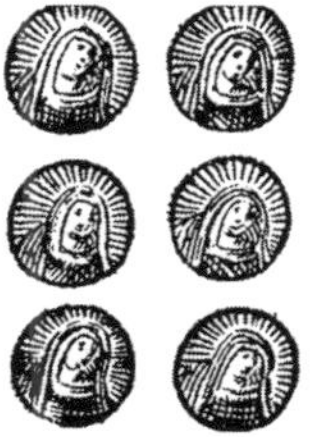

直接体内に入れて魔を避けるお守りがある。聖女ウルズラの顔を印刷したこのお札を一枚ずつ切って飲む。日本のとげぬき地蔵と同じだ。婦人病によく効くという。教会の受付で買える。ウルズラ教会（ランツフート）

知ることができない。

その一つに効果抜群の植物ハシバミの木がある。これは外敵から身を守ってくれるばかりでなく、富も約束してくれる木なのである。

グリム童話に「ハシバミの小枝」という話がある。聖母マリアが幼子イエスのためにイチゴを摘みに野原に行くとヤマカガシがマリアに襲い掛かろうとした。マリアは近くにあったハシバミの藪の中に隠れて難を逃れる。

マリアは「このハシバミが私を守ってくれたように、これからもハシバミがずっと人間を守ってくれますように」と言う。それ以来、ハシバミは蛇や地面を這うものか

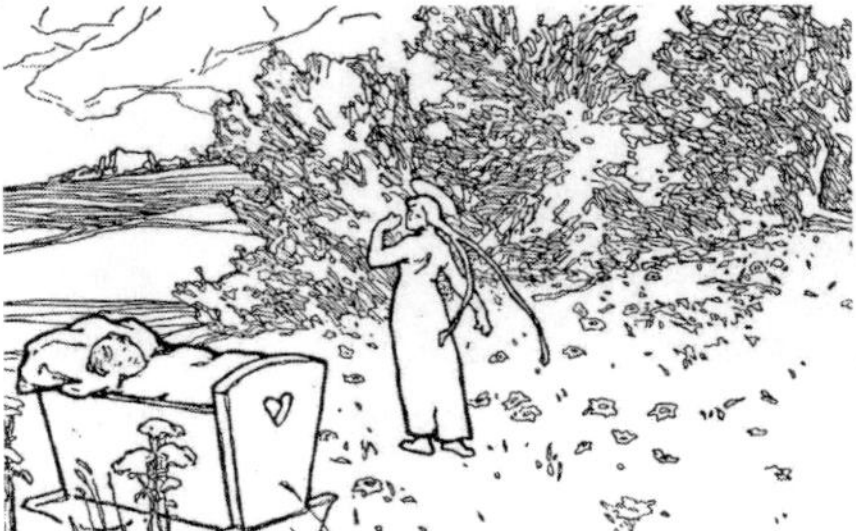

ハシバミの力は聖母マリアにまで及んでいる。オットー・ウベローデ画「ハシバミの杖」『グリム童話』より

ら身を守ってくれるお守りになったという。

ハシバミの木にグリム童話にあるような力があるのかどうかはわからない。しかし、ハシバミが富を約束してくれる木である可能性は高い。それはこの木がダウジングに使われる木だからである。

ダウジングというのはY字型になった木の枝の先で地表を丹念にならしていくと水脈や金鉱のあるところで枝の先が震えるという一種の占い棒だ。金鉱の一つでもみつければ大金持ち。しかし、これを迷信だとして否定する意見や検証実験によって一定の効果はあったとする意見などもあるようだが、どうあれ期待したくなる木である。

この富を運んでくるハシバミは「灰かぶ

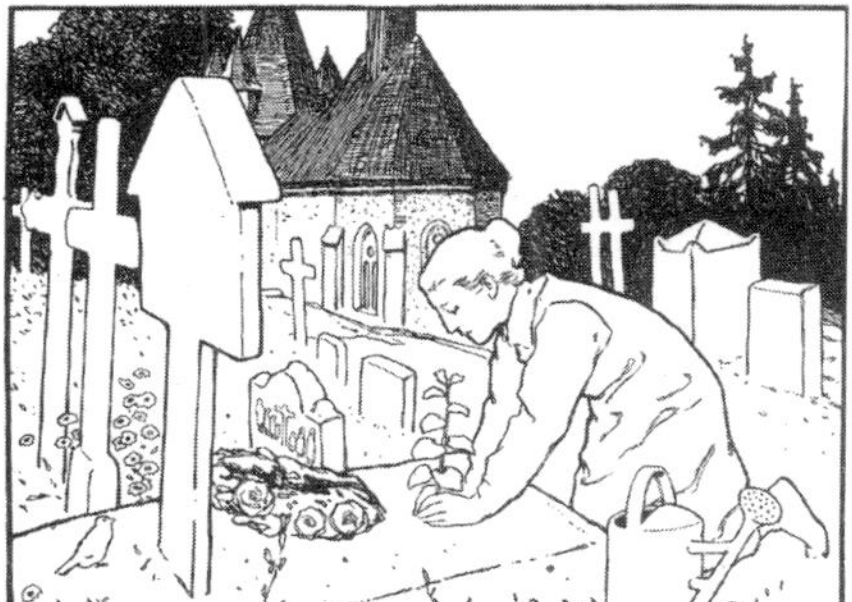

ディズニーアニメの「シンデレラ」は妖精の力で玉の輿にのるが、グリム童話の「灰かぶり」を援助するのは、亡くなった母親の墓に植えたハシバミにやってくる鳥なのだ。オットー・ウベローデ画

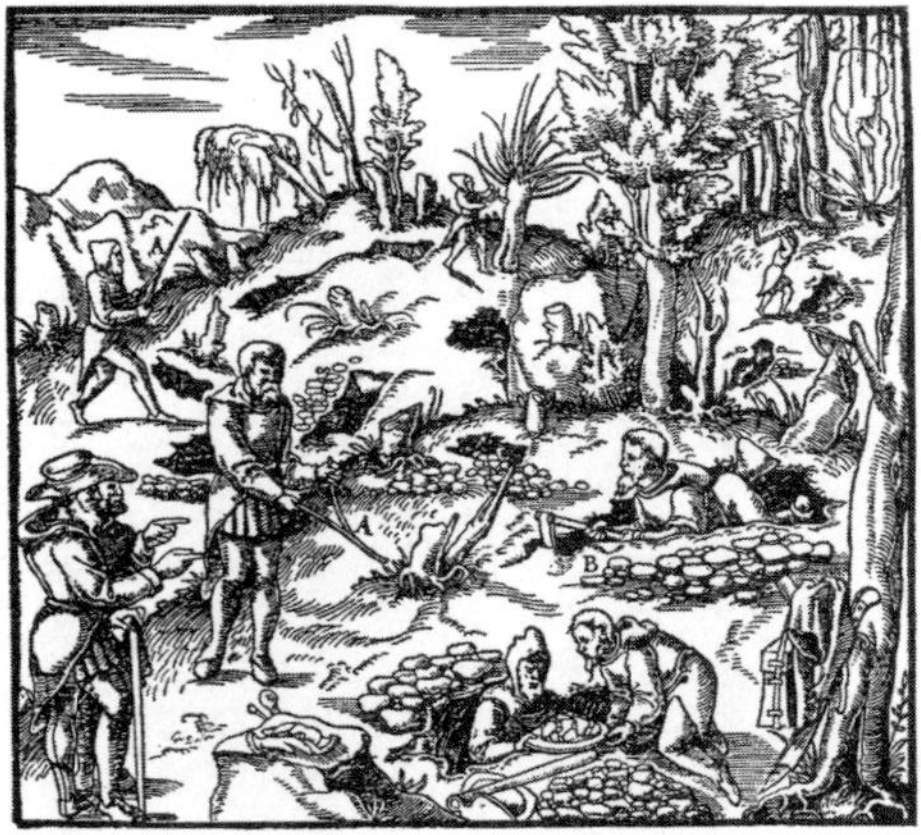

Y字型の木の枝を手にした男が地中の水脈や鉱脈を探している。あたれば枝が震えだす。これをダウジングと言い、古くから行われていた。古代では木の枝は神の意志をつたえる道具と見なされ、一般にはハシバミの枝がよく使われたらしい。実際に有効だったかどうか科学的には検証されたが、実証されなかったようだ。ゲオルク・アグリコラ著『鉱物誌』(1580年)より

り」の幸せの元にもなっている重要な木である。グリム童話の「灰かぶり」はディズニーアニメの「シンデレラ」とは違って妖精も魔法の杖も出てこない。

灰かぶりに幸せを運んだのは、仕事で出かける父親に土産として頼んだ小枝だった。それがハシバミの枝で、灰かぶりがそれを亡き母親の墓に植えると、やがて大きくなり、真っ白な小鳥がやってきて、灰かぶりの望むものを持ってくるようになった。灰かぶりが舞踏会に着ていく服や靴もこの小鳥が持ってきたのだ。

では、なぜ灰かぶりは木の枝などをお土産に頼んだのか。ひょっとしたら510

年前後に成立したとされるゲルマン民族最古の「サリカ法典」と関係があるかもしれない。それによると、財産譲渡のしるしに草茎を渡すことと書かれてある。童話の世界ではありえないが、もしも灰かぶりがこの法典を知っていて父親に小枝を頼んだと考えてみると面白い。ハシバミは彼女を幸せに導いた幸運の木だった。

昔ドイツでは若枝叩きという風習があった。「元気はつらつ」と言いながら若者が娘をハシバミの枝で叩いて祝福したという。若枝はときに柳だったりするが、植物の若い力を取りいれるのは自然かも。

### ❖ハシバミ

カバノキ科のセイヨウハシバミ（*Corylus avellana*）の花期は3月から4月頃で、雌雄同株。雄花は黄褐色で、尾状花序が長い穂のように垂れ下がる。果実はヘーゼルナッツで、現在の日本で食されているのはほとんどアメリカ産ということだ。ナッツも美味しいが、できればナッツよりも、ダウジング用のハシバミの枝がほしい。

# ホレおばさんからの贈り物——最高の家庭薬

美しくて働き者の女の子がいた、彼女の母親は継母で怠け者の醜い実の娘ばかり可愛がり、継子の女の子にはつらい仕事ばかりさせていた。あるとき、継子が糸を紡いでいると、指から噴き出した血で糸巻が真っ赤になってしまった。

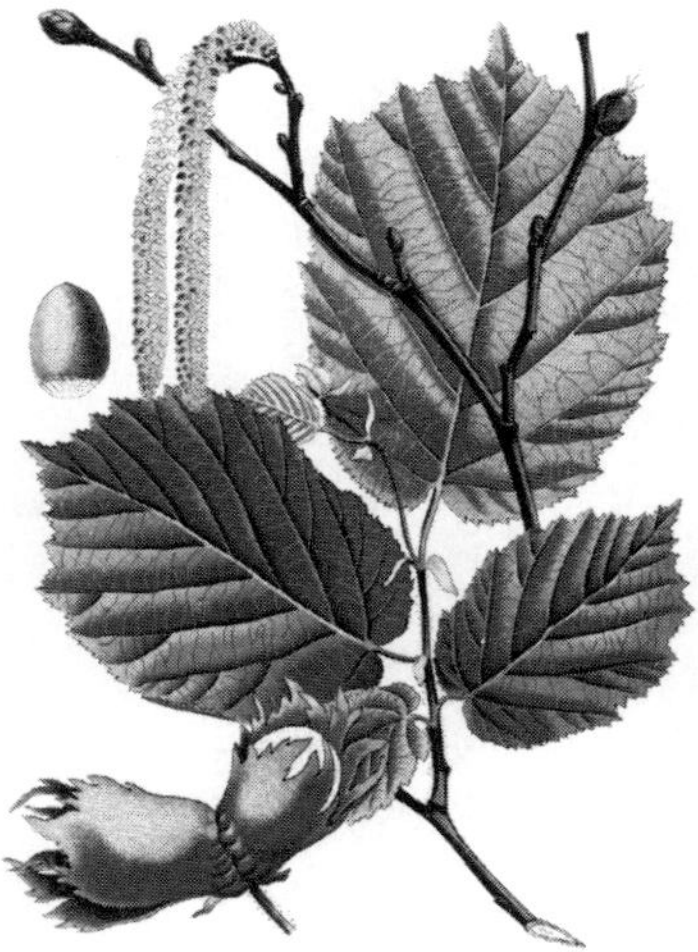

セイヨウハシバミ

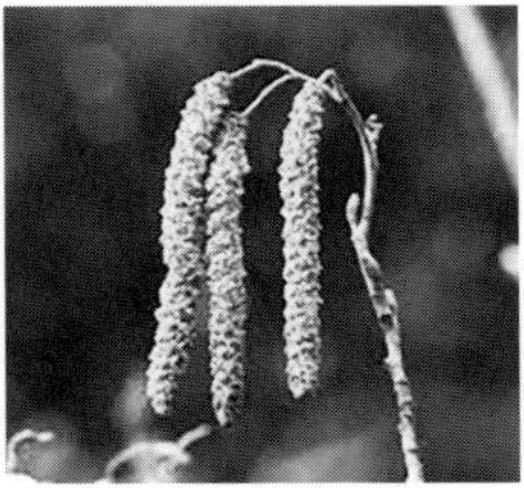

セイヨウハシバミの花

糸巻を井戸で洗おうとして井戸の中に落としてしまった。泣きながら継母のところへ戻ると、継母は落としたお前が取ってこい、と叱りつけた。女の子は仕方なく糸巻を見つけに井戸の中へ飛び込んだ。すると井戸の底はきれいな花々の咲き乱れる野原だった。娘がどんどん歩いていくと、パン焼き窯があった。焼きあがったパンがいっぱいつまっていて、そのパンがここから出しておくれと娘に頼む。娘は言われたとおりにしてまた歩いていくと、たわわに実っているリンゴの木に出会った。リンゴはこの木をゆさぶって落としておくれと娘に頼んだ。娘はその通りにして、さらに歩いていくと小さな家にたどり着いた。

中には大きな歯をした気味の悪いおばあさんがいた。娘は逃げだそうとしたが、家事をちゃんと

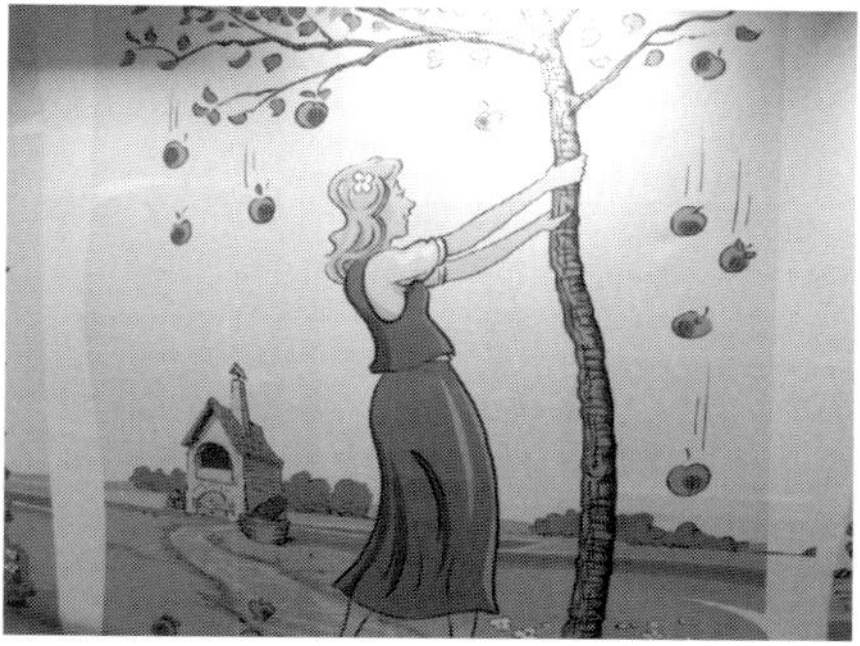
「ゆすっておくれ、ゆすっておくれ、食べごろのリンゴだよ」。ホレ博物館の展示パネル(カッセル近郊ヘッシシ・リヒテナウ)

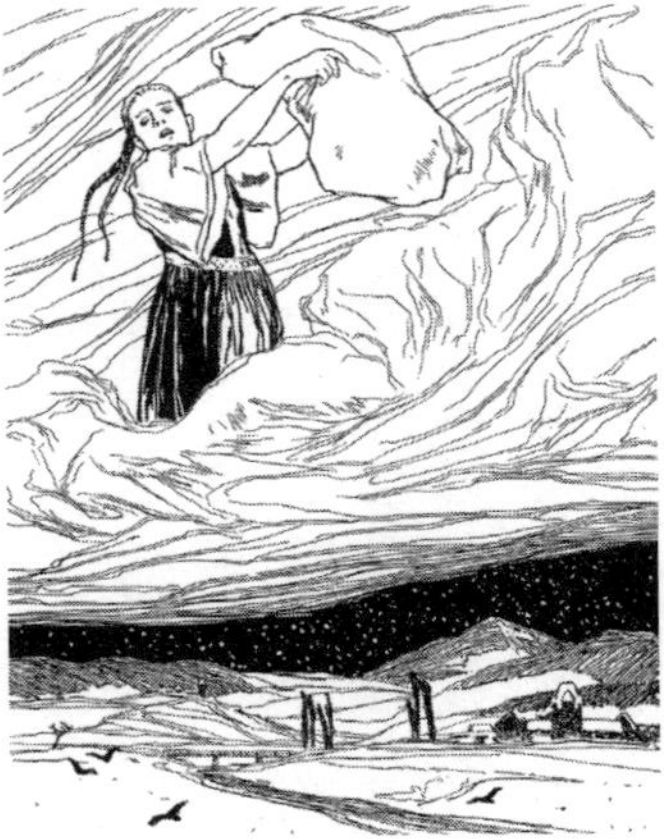

地上に雪を降らせるホレおばさん。オットー・ウベローデ画

してくれたら幸せにしてあげるよ、と言われたので、その家で働くことにした。主な仕事はおばあさんのベッドメーキングで、クッションの羽をよく振ることだった。

おばあさんは、こうすると人間の世界に雪が降るんだ。私はホレおばさんだよと言う。ドイツでは雪が降ると、ホレおばさんがクッションを叩いている、といまでも言うそうだ。娘は言われた仕事を一生懸命に果たしたが、しばらくすると、やっぱり家に帰りたくなった。ホレおばさんは娘を帰してやることにした。娘が門を出ようとすると、上から黄金の雨が降ってきて、娘の身体は黄金でくるまれた。こうして娘は家に戻ることができた。

『グリム童話』の中でも人気の高い「ホレおばさん」の前半部である。この話は心やさしい働き者がハッピーエンドに終わる童話の典型である。童話では魔法が使われたり、動物や植物が話をしたりというように、現実の世界とはまったく違った世界が現れるということを私たちは知っている。だから、ホレおばさんの住む家が井戸の底にあってもいいし、地下で振り払ったクッションの羽根が雪となって天から降ってくるというのも、そのまま素直に受け入れることができる。

ただ、このホレおばさんは童話のために作り出された架空の人物ではない。ホレというのは昔から民間に伝わる異次元の世界に住む不可思議な存在なのである。ホレの正体についてはさまざまに言い伝えられている。ホレはホルダとかペルヒタ、あるいはベルヒトとか呼ばれ、1月6日の公現祭（キリスト教の祝日）の夜あるいは十二夜（クリスマスから公現祭まで）に空を飛んで娘たちの働きぶりを見て回る。働き者の娘にはご褒美、怠け者の娘には罰を与える。特に糸紡ぎに精を出す娘にはことのほか親切にする。

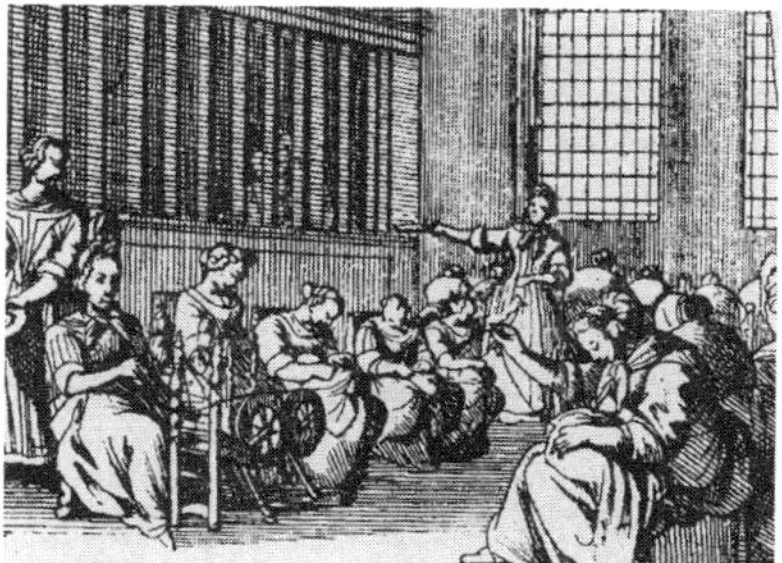

糸を紡ぐ女。寒い冬には暖かい仕事部屋はありがたかった。ときには監視人とおしゃべりをしたり、歌を歌ったりもしたという

いろいろなホレ像が伝わっているが、ホレの世界に行くには池か井戸のようなところを通らなければならないということだけは共通している。池や井戸は異次元の世界への通り道になっているのだ。つまりホレは冥界に棲む死の女神だとみなされている。ホレはもともと伝説の領域にある存在なのだ。

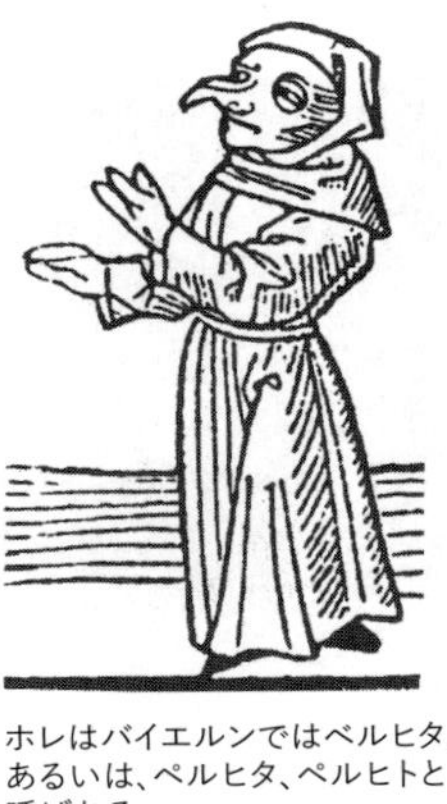
ホレはバイエルンではベルヒタ、あるいは、ペルヒタ、ペルヒトと呼ばれる

ホレは若かったり歳をとっていたり、醜い顔だったり、美しい女の姿をしていたりと、年齢も容姿も定かではない。

地の底、つまり死の世界に棲み、ときおり地上に姿を現す女。これはキリスト教以前に存在していた古代の死の女神に近い。異教の神々の系譜に連なる女神である。

教会はそういう神々を認めるわけにはいかない。キリスト教は異端や異教を弾圧してきた。力によってだけでなく、民衆が大切に守ってきた祖先の風習をキリスト教の中に取り入れるという融和策も行った。

たとえば、キリスト教以前に民間で行われてきた春迎えの行事はキリストの復活を祝う復活祭に取り込まれた。それでもなお取り込めないものに対しては神に反逆する恐ろしい魔女の仕業という新しい概念でそれらを抹殺していった。ホレも同じで、カトリックの強いバイエルン地方（南ドイツ）などではホレ崇拝は受け入れられなくなってしまったという。

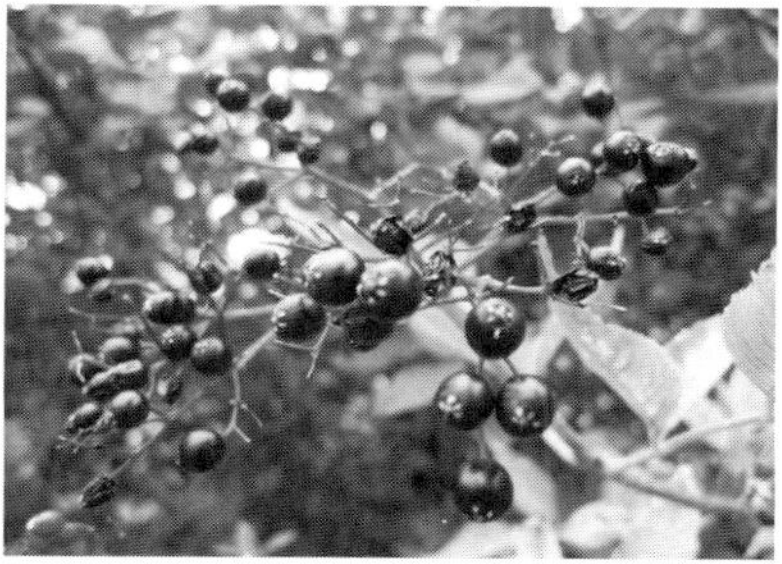
ニワトコ

ホレは自然界に力を及ぼす古い女神だった。特にホレはニワトコの木と強い結びつきを持っていると信じられていた。ニワトコはホレに祝福され、ホレの名前の一部をもらったという。ニワトコはドイツ語でホルンダーという。ホルンダーのホル、あるいはホルダのホルがホレに由来すると言われている。

ニワトコは魔術や魔女、火事や落雷から身を守る木とみなされていた。この木の下にいれば蛇にかみつかれなかったり、蚊に刺されないという言い伝えまである。

ホレの存在がまだ信じられていた頃、人々はニワトコに特別な思いを抱いていた。ニワトコを切ったり、傷つけることはホレを傷つけることになると考えたのか、やむなく切り倒さなくてならないときは、ニワトコに許しを乞うたという。

このニワトコの木はドイツの田舎の庭や道端で普通に見られるきわめてポピュラーな植物である。春には白い小さな花がかたまって咲くが、それほど目に鮮やかというものではない。しかし、秋に赤紫色の小粒の漿果がかたまって実る姿は一度目にしたらもう間違うことはない。樹皮には厚いコルク質があり、古くなると黒褐色になり、ひび割れのようになる。これが恐ろしいときのホレの顔だと言われる。

ニワトコは「庭の薬箱」と言われるほど、幹から根にいたるまでどの部分も利用できる優れものである。ホレがニワトコに与えたのは名前だけでなく、病を治す素晴らしい力も人間にプレゼントしたのである。全身を捧げて人間に尽くすニワトコはホレのお眼鏡にかなったのだろう。それでご褒美にホレの名前の一部をいただいたのだ。

ドイツにはここがホレの棲家だという場所がいくつかある。もっともよく知られているのがカッセル（中部ドイツ）近郊にあるホレが池（Frau-Holle-Teich）である。

この池はずいぶん古いもので、池の底から石器時代の火打石が発見されたり、西暦90年頃のローマの金貨が発見されている。

ある言い伝えでは、ホレは若く美しい女性の姿をしていて昼間によく川で水浴をし、通りかかった旅人や猟師にいたずらをするとか。また、子どもはホレの住む池から生まれ出て、死んだ人の魂はまたそこへ戻るとも。日曜生まれの子（日曜に生まれた子は幸せになるという言い伝えがある）はときどきその池から鐘の音を聞くことができるとか。子どもがほしかったら、その池で水浴びをするのがいいとか、その水には強い治癒力があるとも言われている。このあたり一帯の山や沼沢には妖怪の類がおびただしく住んでいてよく旅人や猟師を惑わしたり痛めつけたりすると伝えている。

周囲を木々で囲まれてひっそりと静まりかえる池は、霧がたちこめていたりする

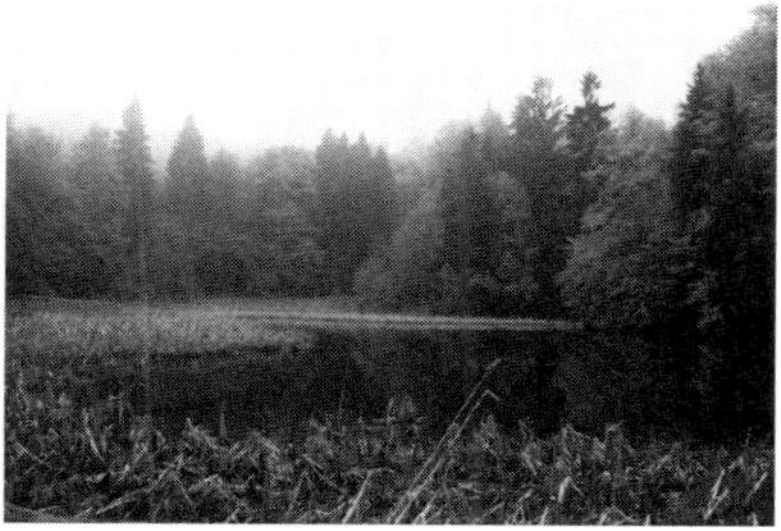
自然公園マイスナー・カウフンガーの森にあるホレが池
（カッセルから東南に20km）

と、いまでも妖怪の類がうろついていてもおかしくない雰囲気がある。ここはドイツ・メルヘン街道の脇道である。池畔にはクッションを手にしたホレおばさんの木像（2004年作）が立っていて、ファンの来訪を待っている。

### ❖ニワトコ

スイカズラ科のセイヨウニワトコ（*Sambucus nigra*）は、日本では英語のエルダーの名前で知られている。花には発汗促進作用があるので、風邪をひいたときは、この花茶を飲むといい。日本では英語でエルダーフラワージュースと言っている。果実はジュースやお茶、ジャムにする。葉は捻挫などの打ち身に効く。ニワトコは別名「接骨木《せっこつぼく》」という。枝や幹を煎じて水あめ状になったものを、骨折の治療の際の湿布剤に用いた。緑色、紫色、黒色などの染料の材料にも

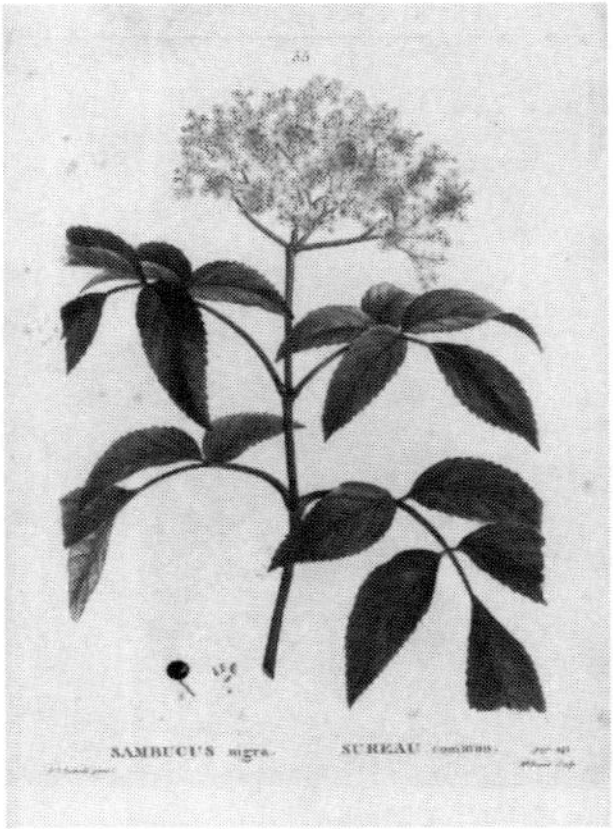

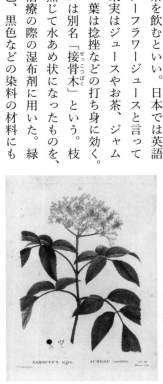

セイヨウニワトコ

なった。化学染料が見直されているいま、セイヨウニワトコの天然色素を配合した染料が高く評価されるようになったという。どこもかしこも役に立つニワトコは民間薬の女王様の資格じゅうぶんである。

# 女性のための薬草

## 女神アルテミスの薬草

薬草の本を見ると、女性のための効能を載せたものが多い。同じ薬草から作られた漢方薬とセイヨウハーブを比べても、実際はそんなことはないのだが、セイヨウハーブは女性向けのように思われている。その大きな要因は古代の女神崇拝やキリスト教における聖母マリア崇拝と関係があるのかもしれない。

特に太母神とか大地母神と言われ、植物の豊穣や多産のシンボルであった古代の女神の代表者エフェソスのアルテミス女神は女性にとって有用ナンバーワンのヨモギ（*Artemisia vulgaris*）と強い結びつきを持っている。というのは種類の多いヨモギだがどれも学名には「アルテミシア」が付いている。ヨモギは「アルテミスの薬草」ということになる。

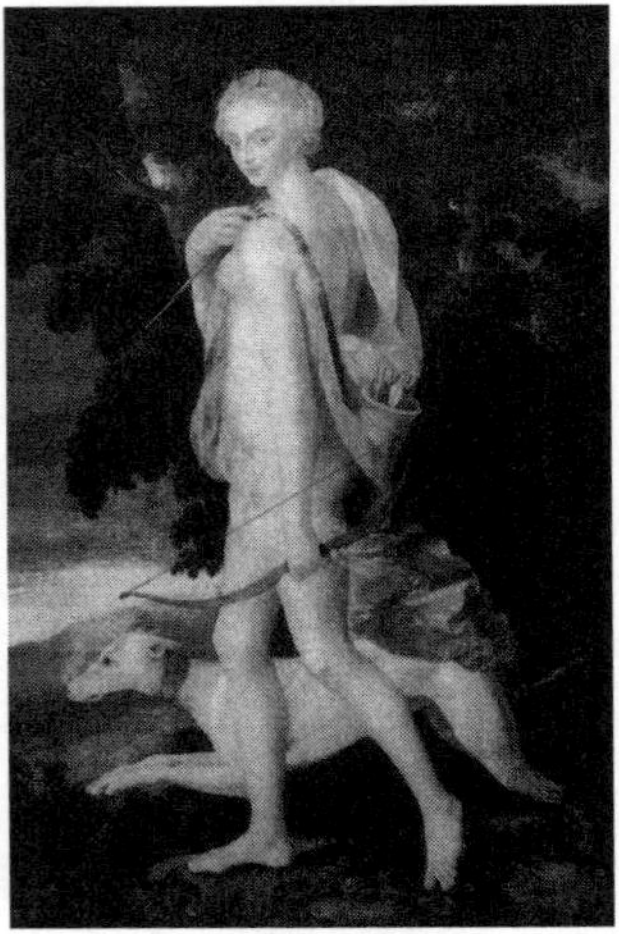
怖い言い伝えが残っている女神アルテミスだが、絵や彫刻のアルテミスはどれも美しい。16世紀のイタリアの画家ルカ・ペニ画「女狩人アルテミス」ルーヴル美術館（フランス）

アルテミスはギリシャ神話では野原を駆け巡って狩りをする処女神で、お産に苦しむ女性にその矢を放ち、安楽死させるという聞けば恐ろしい女神のようだ。

また父親から勧められる結婚にはどうしてもうなずかず、森の池で水浴しているところを通りがかって偶然にも彼女の裸を見てしまった男性を鹿に変えて彼が従えていた犬に食い殺させたというこれも恐ろしい話が伝わっている。これではアルテミスに共感を覚えるのは難しそうだ。このアルテミスが女性の強い味方である薬草のヨモギと関係があるというのはどういうことなのだろう。

アルテミスの前身は古代都市エフェソス（現在のトルコ）で絶大な支持を得ていたアルテミス女神だった。いまは遺跡だけが残っているアルテミス神殿だが、ここに奉られていた女神像は二柱現存している。美しいアルテミスと呼ばれているアルテミス像はその名の通り美しいのだが、上半身は乳房のようなもの、下半身はウシの頭部でびっしり覆われている。一般に「多数の乳房を持つ豊穣の女神」と言われているが、乳房にしては乳首がないので、おそらく下部にある牡牛の睾丸ではないかとも言われている。牡牛はアルテミスに生贄として捧げられた動物だった。

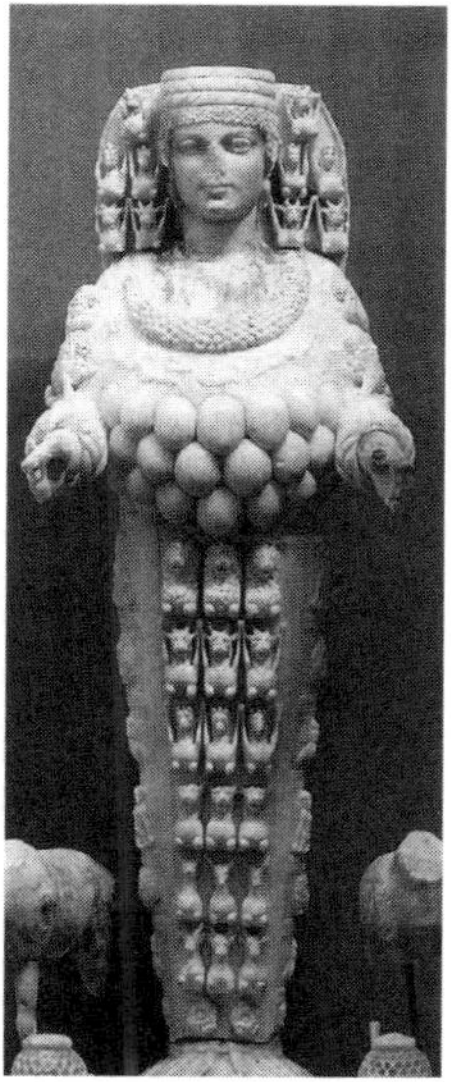

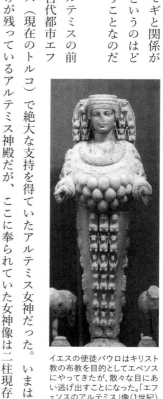

イエスの使徒パウロはキリスト教の布教を目的としてエペソスにやってきたが、散々な目にあい逃げ出すことになった。「エフェソスのアルテミス」像（1世紀）エフェソス博物館（トルコ）

アルテミス（ローマ神話ではディアーナ＝ダイアナ）は月の女神とも言われ、恐ろしい言い伝えとは別に女性の強い味方として認識されている。それで薬草の中でも女性にもっとも役に立つ薬草ヨモギと結びついたのだろう。

ところが紀元前4世紀頃、医者の心得があったペルシャの王妃の名前がアルテミスで、学名はこれに由来するのではないかという説もある。どちらが正しいのかわからないが、ヨモギが女性の身体にとってよい作用を及ぼす植物であることは間違いない。

### ❖ヨモギ

オウシュウヨモギ（*Artemisia vulgaris*）を含めたヨモギに含まれる成分には、子宮を収縮させる作用があり、お産を軽くし生理を順調にする効果があると言われる。そのため、薬草学の本には、妊娠中の女性は、早産・流産につながる恐れがある

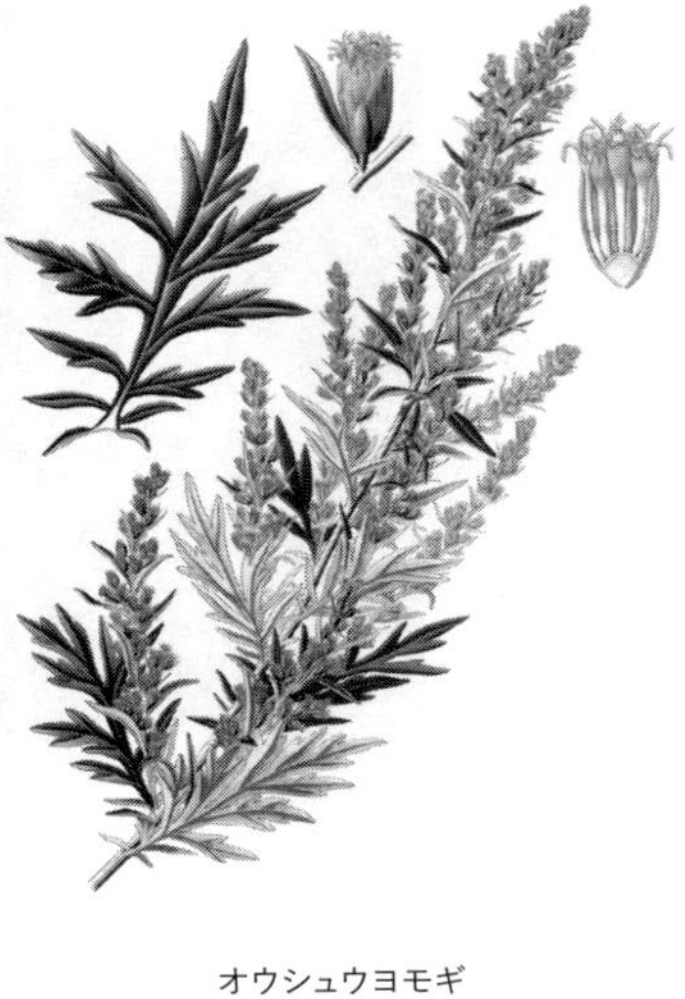

オウシュウヨモギ

ため、ヨモギの過剰な摂取を控えた方がいいと書かれている。

ヨモギは、日本でも古くから親しまれてきた薬草の代表格である。あの独特の香りを持ったヨモギ餅は色も味もいい。この香り成分（β‐カリオフィレン）は生理前のイライラに効能があるという。ただし、夏から秋にかけてヨモギ花粉でアレルギーを起こす人もいる。

また、お灸に使うモグサはヨモギから作られる。葉を干してお茶にすれば、健胃、下痢、貧血など多くの薬効が。

ヨモギのドイツ語はバイ・フス（Bei Fuss）という。「足元に」という意味で、旅人は足にヨモギを添えたり、靴の底に敷いたりして疲れを取った。ヨモギ浴はいまも人気が高い。

## 聖母マリアの薬草

カトリックの強い南ドイツでは、マリアが亡くなった8月15日から生日9月8日までを逆算して「聖母マリアの30日」といい、マリアの祭壇に薬草を供えて清めてもらう習慣がある。ヨモギ、ミント、タイム、キクニガナなど7種類以上の薬草を束にして捧げる。清められた薬草は落雷や火事などの災害を防ぐお守りとして使われる。

また、聖母マリアと結びつくもっと具体的な薬草がある。ハゴロモグサである。教会には、イエスはもとより、聖母マリアの絵や像がたくさんある。幼子イエスを抱いた聖母子像や磔刑にされたキリストの遺体を抱いて嘆く像（ピエタ）などは馴染みがあるが、それらのパターンの一つに「慈悲の聖母」の絵や像がある。聖母マリアが

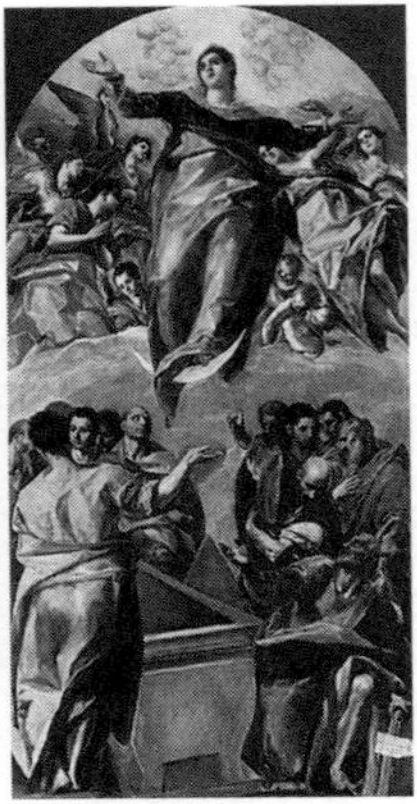

聖母は神ではないので、自ら天に昇ることはできない。神によって天にあげてもらうので、被昇天という。エル・グレコ画「聖母被昇天」（1577年）シカゴ美術館（アメリカ）

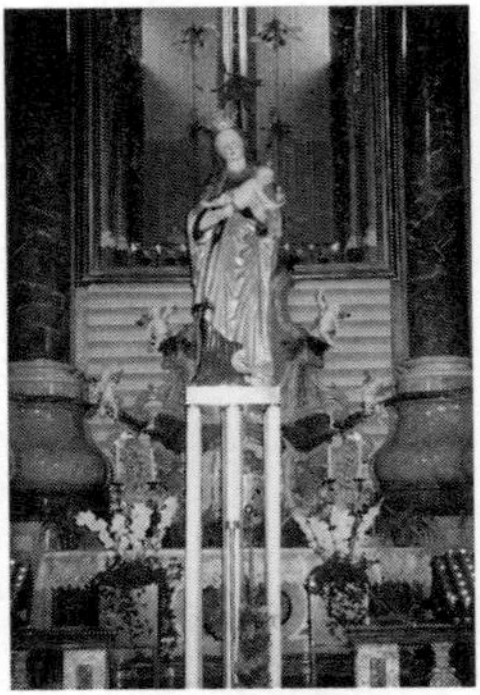

カトリックでは聖母マリアが母アンナの胎内に宿った12月8日にも花をささげて祝う。この写真は聖母マリアの30日に捧げられた花束。フュッセン市博物館

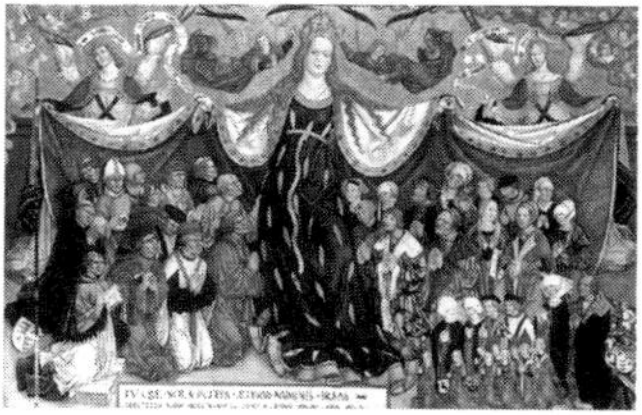

なんと多くの人が聖母マリアの庇護を求めているのだろう。マントの中には男の聖職者や尼僧、一般人や幼い娘たちもいる。マリア様の慈悲は分け隔てがない。「ミゼリコルディア(慈悲)の聖母」(1510年)聖母教会(ミュンヘン)

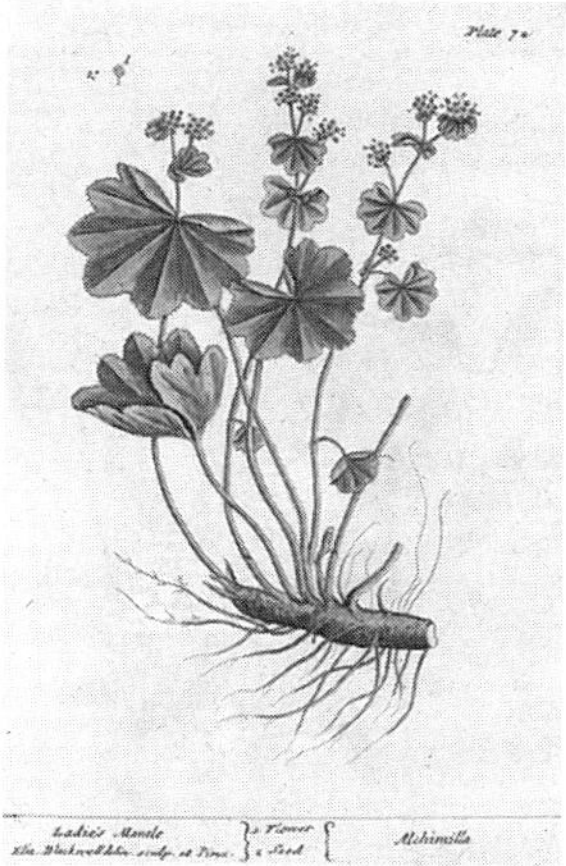

セイヨウハゴロモグサ

大きなマントを広げ、祈る信徒を包み込んでいて、これが聖母マリアの慈悲と保護を表わしている。ハゴロモグサの葉はこのマントを思わせる形をしている。

## ❖ハゴロモグサ

バラ科のセイヨウハゴロモグサ(*Alchemilla mollis*)は、ドイツ語でフラオエンマンテルという。フラオエンは女性・婦人の意味だが、キリスト教では聖母のことも表す。聖母教会の聖母である。葉は円形で、浅いギザギザの縁取りがあり、まるでマントを広げたような形をしている。見たところ地味だが、女性にとっては実に貴重な薬草である。ハゴロモグサの葉の浸出液は特に婦人病に効き、産後の回復を促し、母乳の出をよくし、卵巣機能低下や更年期障害に効くという、まさに女性のための薬草だ。つまり、この薬草は聖母マリアの慈悲を受けた薬草と受け止められている。

## 産婆（助産師）の守り草

かつてお産に関わってきた助産婦という名称は2002年になくなり、助産師となった。日本の法律では助産師は女性限定の資格であり、男性は助産師になることはできない。だったら助産婦でも産婆でもいいと思うのだが、婆とか婦という言葉が避けられるようになったのだろう。ここでは助産師が産婆と呼ばれてい

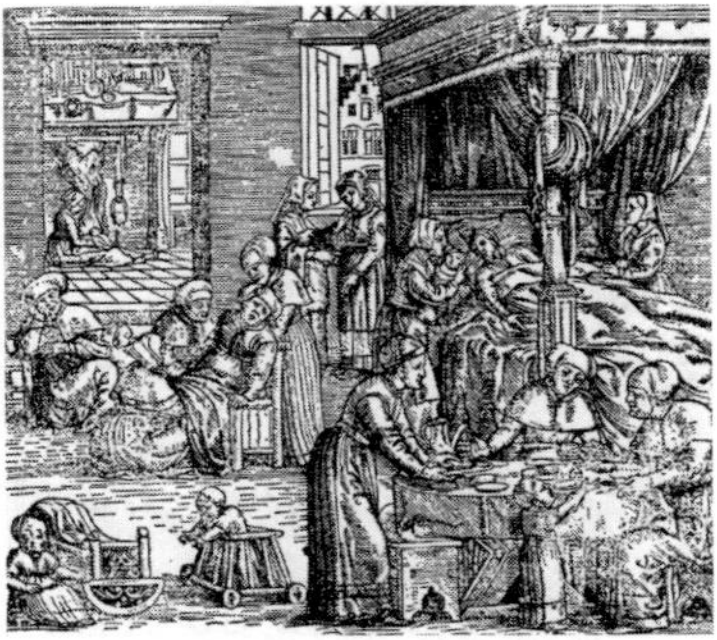

出産は女たちの領域だ。無事に出産を済ませてベッドで休んでいる産婦、一仕事終えて御馳走をふるまわれている産婆たち、出産しかけている産婦。まさに女たちの世界だ。Hexen Katalog zur Ausstellug／Hamburgより

た頃の昔話を紹介したいので、「産婆」という言葉を使おうと思う。

産婆は産婦の分娩を無事に手助けするという点では西洋も日本も同じである。しかし、キリスト教社会では生まれた子どもにはできるだけ早く洗礼を受けさせなければならなかった。洗礼を受けさせないまま亡くなると天国にいけないので、日本のお宮詣りよりも切実である。産婦がまだ起き上がれないときには産婆が連れて行くこともある。また、産婆は生まれた子どもの名付け親（後見人）になることもある。産婆と産婦の間には強い信頼関係があった。

ところが、この産婆が魔女扱いされた時代があった。魔女迫害の行われた時代である。ローマ教皇インノケンティウス8世が1484年に教書を発布した。教皇はその中で、霊の救済を忘れ、呪文やお祓いに身を任せ、家畜に危害を加え、大地の実りを台無しにする女たちがいる。こういう女たちを徹底的にやっつけるようにと異端審問官に発破をかけたのだ。その2年後、教皇の意を受けて、ドイツ人の異端審問官ハインリヒ・クラーマーが『魔女への鉄槌』（1486年）という魔女迫害のマニュアル本を出版した。

その本にはこんなことが書かれている。

「魔女の産婆は母体が受妊することをさまざまな方法で妨げ、流産もさせる。それができなかったときは、新生児をデーモンに捧げる」
「産婆以上にカトリックの信仰を傷つけるものはいない」

産婆の立場からしたら、なんとかしてお上に目を付けられないようにしなければならないと思っただろう。そんな時代の産婆を主人公にした伝説がある。

ある夜のこと、産婆のところに男がやってきて産婆を脅しながらザーレ川（ドイツ・エルベ河の支流）の水底へと連れ

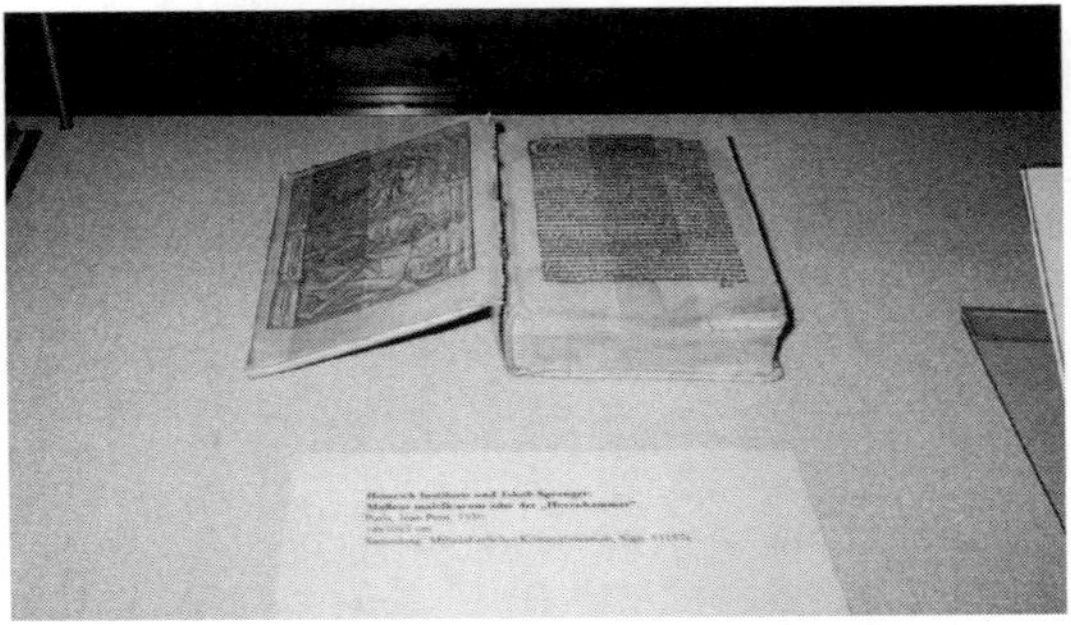

ドイツ人の異端審問官ハインリヒ・クラマー著『魔女への鉄槌』（1486年）には、魔女とはどんな存在かを証明し、見つける方法や処罰の仕方について書いてある。魔女を裁くマニュアル本にもなり、ヨーロッパでベストセラーになった。中世犯罪博物館（ローテンブルク）

て行った。すると美しい宮殿があり、中にお腹の大きな女性が寝ていた。産婆は神に加護を祈り、産婆として全力を尽くしてお産の手伝いをした。無事お産が終わると、この女性はお礼に川底から無事に外へ出られる方法を教えた。男が金貨をたくさん持ってくるが、いつもいただいている以上のものは決していただかないこと、そして、外へ出ると地面にハナハッカ（オレガノ）やニガハッカ（マルビウム）が生えているから、それをしっかりと握って離さないようにすれば無事家に帰れると言った。産婆は言われた通りにして無事家に帰り着いた。この男は産婦の夫で、水の精（Wassernixe）だった。

同じような話がある。

ある夜、臨月の女性のところに水の精がやってきて、夫の声色を使って呼び出そうとした。なんやかや言い立てるので外に出てみると、水の精がいて、女を川の中に誘い込もうとした。その時、水の精は「着物の裾を上げるんだ。ハナハッカやニガハッカの真ん中に倒れこんだら一大事」と言った。これを聞いた女はちょうどこれらの薬草の繁ったあたりにいたので、そこに倒れこんだ。すると水の精は消えてしまった。こういうことから、産婆はこの二つの草を珍重し、寝床や揺りかごや地下の酒蔵などに置き、自分も身に着け、人にも着けるよう勧めた。ライプチヒ（東ドイツ）では、薬草売りが産婆用にこの草をよく売りにやってきたということだ。

ドイツには水の精についての伝説がかなりある。水の精は家庭持ちで町の肉屋に肉を買いにくることもあった。またよく出産のために産婆の助けを借りにくる。その姿は人間と同じだが、髪の毛や目が緑色をしているという。水の精伝説を下敷きにした児童書にオトーフリート・プロイスラーの『小さい水の精』（１９５６年）がある。翻訳もあるので読んでみると面白い。

水の精の素性はキリスト教以前に信仰されていた民間の霊的存在で、キリスト教の受容によって異教の存在として排除されるようになり、水の底に住むようになったのではないかと思われる。

だから産婆は本当なら水の精などと関わりたくない。産婆はちゃんとキリスト教徒になっている。成れの果てとなった異教の神と関係など持ちたくない。しかし、お産の助けならば彼女は逃げない。そのために産婆の守り草が用意されたのだろう。この二つの薬草がなぜ選ばれたのかわからない。水辺とは限らず雑草の繁るところではよく見られる薬草だ。

ところで『魔女への鉄槌』で魔女産婆と言われた産婆も、16世紀と18世紀にトリーア（西部ドイツ）地域の魔女裁判の記録によれば約800人の女性のうち処刑された産婆は三人だったという。どういう裁判が行われて三人の産婆が処刑にいたったのかわからないが、産婆は女性たちの味方として重宝されていたのだから、本当ならおいそれと処刑などできなかったにちがいない。

それでもやがて大学に医学部が誕生すると、婦人科や産科も男性の医師の手に移り、資格のない産婆は手伝い人として携わるしかなくなる。産婆の守り草も男社会の前では非情にも力を発揮できなかったのだ。21世紀のいまも、産婦人科の場合、女性医師は44・5%（厚生労働省による2018年の統計）と男性より少ないようだが、女性しかなれない助産師は36991人（上記同じ）で、職場は病院が主。助産所勤務も5パーセントだそうだ。

いまの助産師はもはや零落した異教の神の出産を手伝うよう連れ出されることなどありえないはずだが、何かお守りを持っているのだろうか。

ところで、一ついい話を紹介しよう。いまも昔も産婦はへその緒を入れた箱を持っているだろう。いまは立派な箱も売られているが、だいたい桐の箱で上書きに新生児の名前や誕生日、体重などいろいろ書く欄がある。私の場合、箱の上書きに産婆の名前を書く欄があり、そこには名前ではなく、「幸福ヲモタラス女」と書いてある。初めてそれを見たときの驚きは大きかった。昭和の時代になっても、産婦の味方だった産婆の伝統が日本にもあったのだ。私は幸せになる運命なんだと励みにすることも多々あった。

**❖ハナハッカ（オレガノ）**

和名はハナハッカ（*Origanum vulgare*）。ハナハッカを香料として使うときはオレガノという。イタリア料理でよく使われる。トマトとの相性が良く、トマトソースのパスタやピザ、トマト味の煮込みなどによく合う。精油の成分が樟脳に似た香りを発する。またミントのような清涼感ある香りとも言われる。

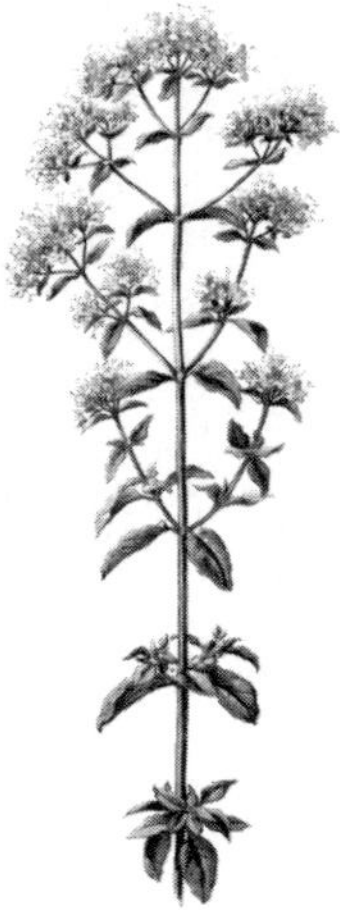

ハナハッカ

### ❖ニガハッカ

和名はニガハッカ（*Marrubium vulgare*）、マルビウムの名でも知られる。葉の表面は白く、茎に生えている葉には毛が生えている。夏に白い花が咲くが、見た目はじゅうぶん地味な薬草。ハッカの香りがする。アルカロイドを含み、去痰、咳止めの効果。ナバホ族（アフリカ先住民）は根を煎じた液を出産前後の女性に与えたという。

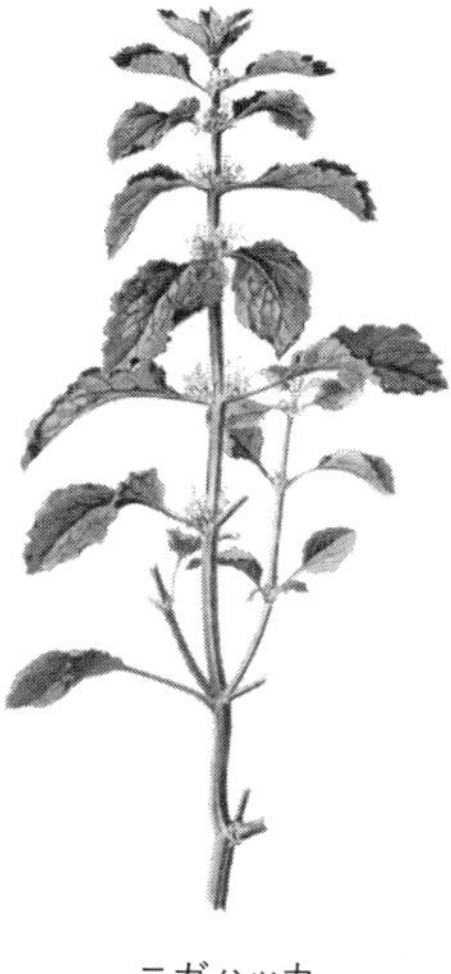

ニガハッカ

## 男性のための薬草

人間も動物もいつ頃からどうやって薬草の持つ力に気づいたのだろう。その力は魔力と言っていい。人はこの魔力を自分たちの命のために最大限利用し生きてきた。

そして薬草の魔力を最も身近に感じ取ったのは主に女性たちであった。それは女性たちの生きる世界が戦場ではなく薬草の繁る森や村だったからだ。こうして薬草と女性の結びつきが大きくなり、薬草の世界の主導権は女性たちが握るようになった。

とは言っても、薬草の力の恩恵にあずかったのは男女ともである。薬草と深い関わりを持つ修道士や古代の植物学者が人間の身体に効く植物について詳しく研究している。

現代に生きる私たちはたとえば発熱すれば病院で診てもらうか薬屋で解熱剤を買ってきて飲む。薬屋にはさまざまな身体の状態に対応する近代薬品が売られている。ところがこれらの薬品のほとんどが薬草の成分を研究した結果によって作られている。植物誌の本を読むと昔の人の知識のすばらしさに感嘆するしかない。もちろん薬草は女性だけのものではない。男性と薬草についても紹介したい。

男性の肉体的悩みベストテンなどというのがあったが、肩こり、目の疲れ、腰痛など女性の悩みとほぼかぶさるが、髪の毛が薄くなるというのも大きな悩みのようだ。また精力減退というのもある。これらの対応薬としてサプリメントなど広告や宣伝が嫌というほど目に入る。

ところで、中世ドイツの尼僧院長であるヒルデガルト・フォン・ビンゲン（1098―1179年）は著書『聖ヒルデガルトの医学と自然学』で230種の植物、63種の樹木の効用について実に具体的に述べている。たとえばセージの項ではこんな風に書かれている。

「物を食べる気がしない人は、セージとセージより少ないチャービル、少量のニンニクの三者を粉にし、ビネガーと合わせて調味料を作る。食べたい物にこの調味料をつけると、食欲が湧いて食べられるようになる」

これが本当に効果があるのかは私にはわからないが、彼女の本を読んでびっくりするのは男性の性についての悩みの処方を詳しく説明していることである。ヒルデガルトはまわりの人々から多くの尊敬を受けてきた尼僧だから男性の悩みも聞いたことがあったかもしれない。ただ、彼女は生涯尼僧院で過ごした独身の女性である。男性の悩みについて聞かれてもどこまで理解できたかはわからないと思うのだが。彼女の説明を以下いくつか挙げてみる。これらが男性の救いになればいいのだが。

### ❖ヘンルーダ

ミカン科のヘンルーダ（*Ruta graveolens*）の英名はルー。「ヘンルーダとヘンルーダより少ない量のニガヨモギから水分を絞り出し、そこに砂糖と蜂蜜を加え、その総量と同じ量のワインを加え、小さな容器か耐熱皿に入れて熱し、五回煮沸させてから飲む」

これは「大喜びしてその興奮のあまり射精の地点に到達しているのに、それができず、体内に精子を貯めてしまい、そのために病気になりかけている男性のため

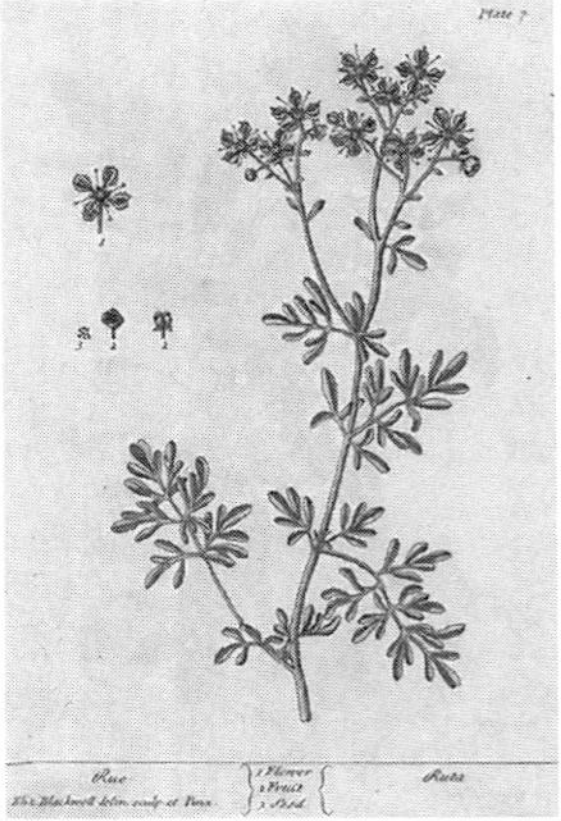


ヘンルーダ

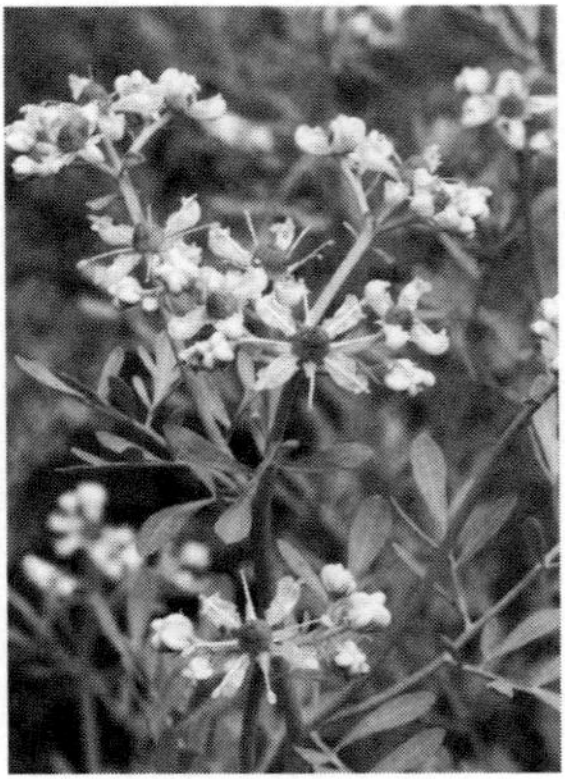

ヘンルーダの花

に」だという。

ヘンルーダは興奮作用、流産誘発作用、毛細血管を強化する作用があるというので、なんとなく効果につながるか。

### ❖ヤネバンダイソウ

ベンケイソウ科のヤネバンダイソウ（*Sempervivum tectorum*）は、多肉質の葉がロゼット状で、地表にしっかり根づく。薬草としても知られていて、口内炎や気管支炎などにも効果があるという。

フランク王国の王カール大帝は「御料地令」の中で、稲妻や魔法から身を護るため、これを屋根に植えるよう命じている。

ヒルデガルトは「健

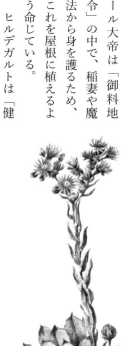

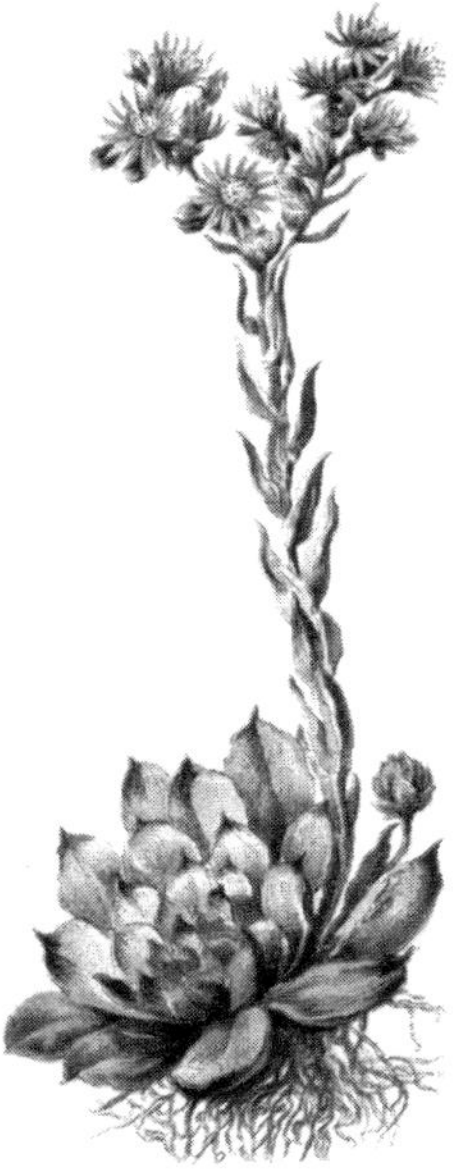

ヤネバンダイソウ

康な男性がヤネバンダイソウを食べると、性欲に火がついてくるったようになる」といい、だから老齢者は「ヤギのミルクにヤネバンダイソウを入れて……卵を二、三個加えて……三から五日間食べなさい」と。そうすれば男性の精液は「生殖可能な力を得て、子どもをもうけることができる」と。ただし、「女性がこれを食べると性欲がかきたてられるが不妊が解決されるわけではない」と書いている。ヒルデガルトはどのくらい自信があってこう言えたのだろう。

**❖ディル**

ディル（*Anethum graveolens*）はイノンドとも呼ばれ、夏に複散形花序の花が咲き、先端にミネラルの豊富な卵形の種実がなる。ピクルス、ビネガー、ポテトサラダなど料理の香味づけに使う。

ヒルデガルトは「男性が肉体的快楽や情欲をなくしたいときは、夏ならディルとディルの倍のウォーターミントと、それより少し多いティシマール（トウダイグサ）とイリュアン・アイリスの根をビネガーに着けて調味料を作り、食事の際に、何にでもつけて食べなさい」と書いている。

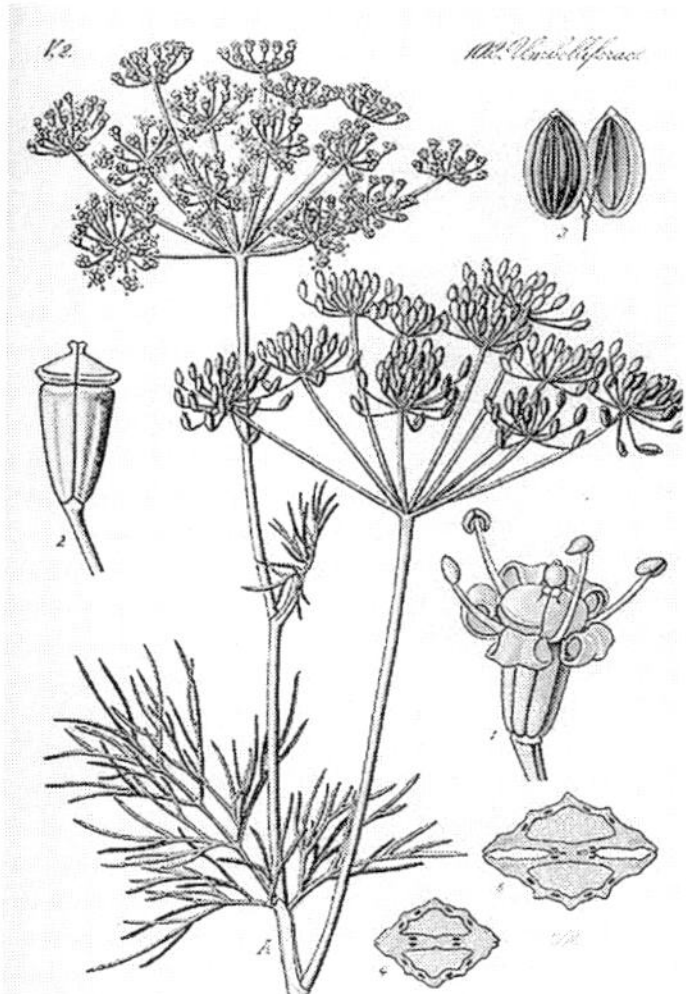


ディル（イノンド）

## *COLUMUN*　大きな病を救ってくれる薬草

ヨモギについて調べていたとき、フライブルク（ドイツ）の「ホリスティック・フォーラム」という研究団体がニガヨモギの成分が癌細胞を殺す効果があるという記事を載せていた。かなり詳しく具体的な研究成果を紹介していた。

「ヨモギの細胞培養では、アルテミシニン（化学物質セスキテテルペン）は、既知の細胞障害性薬よりも約１００倍もがん細胞を殺す効果があります」とか「ヨモギはわずか16時間で癌細胞の98％を破壊します」とか。

医学には専門外の私には「これが本当ならすごい」と単純に思うが、実際に治療に使われているのかどうかはわからなかった。

また、オーストリア人の哲学者ルドルフ・シュタイナー（１８６１—１９２５年）の提唱する人智学という立場に立つ医者たちはヤドリギの抽出液イスカドールに制癌効果があると力説しているらしいが、まだ臨床試験の段階のようだ。

癌は現代における三大疾患の一つである。癌治療に効果のある植物のことがよく話題になる。具体的には薬草の毒成分アルカロイドが有効であるというのは頼もしいし、もっともっと役に立つ薬草を見つけてほしいと思う。

藁にもすがる思いで、あれこれ有効な治療方法を探るのは当然のことだが、怪しげなものもあるから注意も必要。そういう中で実際に癌治療薬として取り上げられ大きな成果を上げている植物がある。ニチニチソウとイチイの木である。

### ❖ニチニチソウ

キョウチクトウ科のニチニチソウ（*Catharanthus roseus*）の成分アルカロイドからつくられるビンブラスチンは悪性リンパ腫、ビンクリスチンは小児がんに高い有効性があるという。

### ❖イチイ

常緑針葉樹。『マクベス』の魔女たちが予言のためにいろいろなものを鍋に入れて煮る材料のうちの一つがイチイの木だったということは1章で紹介した。このイチイの木が現代の癌治療に大きな役割を果たしている。イチイの樹皮から抽出されたパクリタキセルという抽出物は非小細胞肺癌や乳癌に高い有効性が証明され、実際に乳がん治療の化学療法に使われている。墓場の木どころか癌患者には救いの木である。

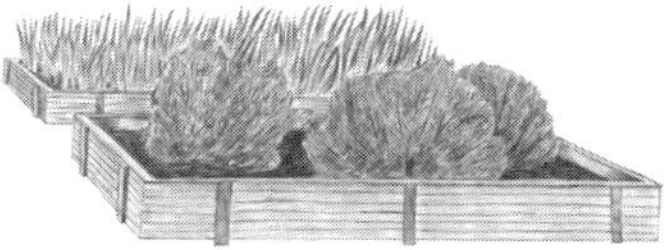

# 第4章

# 魔女の植物が見られるドイツの植物園

## 植物園は植物と人とのつながりを教えてくれる

「魔女の植物園」ってどこにあるのだろう。そこではどんな魔女の植物が見られるのだろう。その前に少しばかり植物園について考えてみよう。

紀元前1500年頃のエジプトでは、すでに草木を愛でる庭園や食材としての野菜を栽培する菜園が造られていた。紀元前340年頃には学術研究を目的にした植物園がギリシャで造られていたという。その後、中世になって修道院建設が盛んになると、建材用に樹木園が造られる。自給自足の修道院では自分たちの食事用の菜園や施療院で引き受けた病人のための薬草園が造られる。8世紀頃に建てられたザンクト・ガレン修道院（スイス）の設計図に載っていた薬草園の見取り図がその後の薬草園の規範となった。この章で紹介するいくつかの薬草園はこれに基づいているものが多い。

カール大帝（初期ドイツの王）は領地の管理と運営について詳細な規定を設けた「御料地令」（795年）を発布し、その中で農園や菜園にどんなものを植えるべきかを細かく命じている。

つまり植物園は大きく見ると、食料を確保するところ、医薬用の薬草を栽培するところ、建築用の木材を育てるところなどいくつもの目的を持って造られた。

では「魔女の植物園」はどうなのだろう。3章までに紹介してきた魔女とか関わりの深い植物は一部を除いて特別なものではないので、ドイツの植物園でほぼ間違いなく探せる。

ドイツには約100の公的植物園があり、主に大学や市が運営している。それらの中で特に「魔女の植物園」らしいところはどこかと尋ねられたら、私はハンブルクの植物園を第一に挙げる。加えて、20世紀になって世に見いだされた非凡な尼僧ヒルデガルト・フォン・ビンゲンの自然観を具現したヒルデガルト植物園もお勧めする。

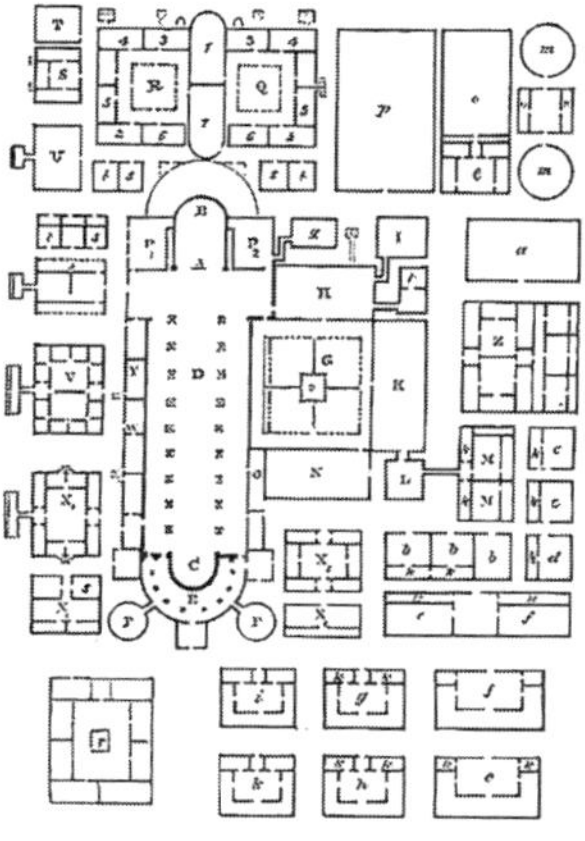
ザンクト・ガレンの庭園見取り図。庭は墓地、回廊、施療院、厨房という4つの部分で構成されていた。厨房と施療院の庭には目的に合わせた野菜と薬草が植えられた

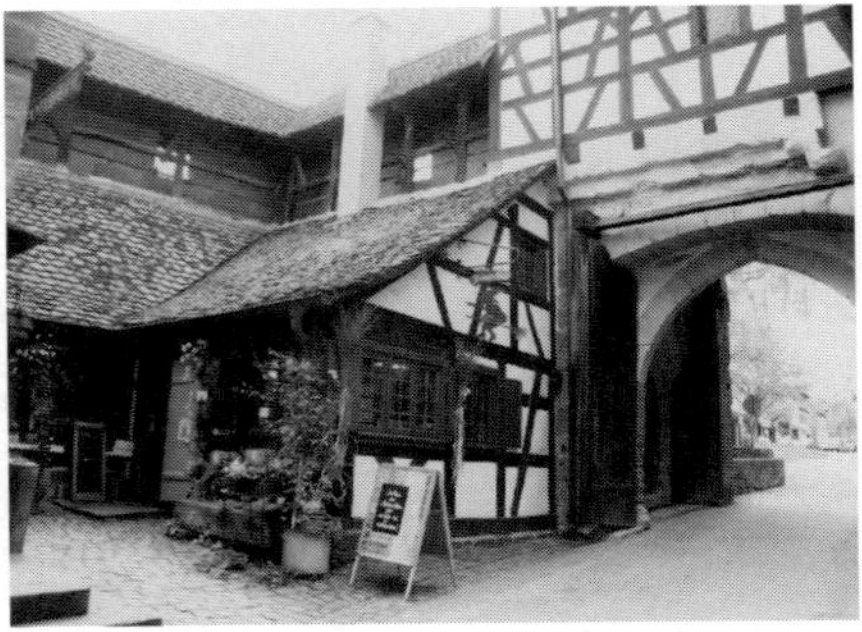
薬草魔女の名を広めたビッケルさんの薬草店は12世紀に建てられたシトー会修道院の門をくぐったすぐ側にある。ある時期は魔女の存在を非難してきたカトリックだったが、20世紀になって魔女の名を持つ店を認めたことにびっくりする。なぜなのかは不明。マウルブロン修道院は1993年ユネスコ文化遺産に登録（マウルブロン）

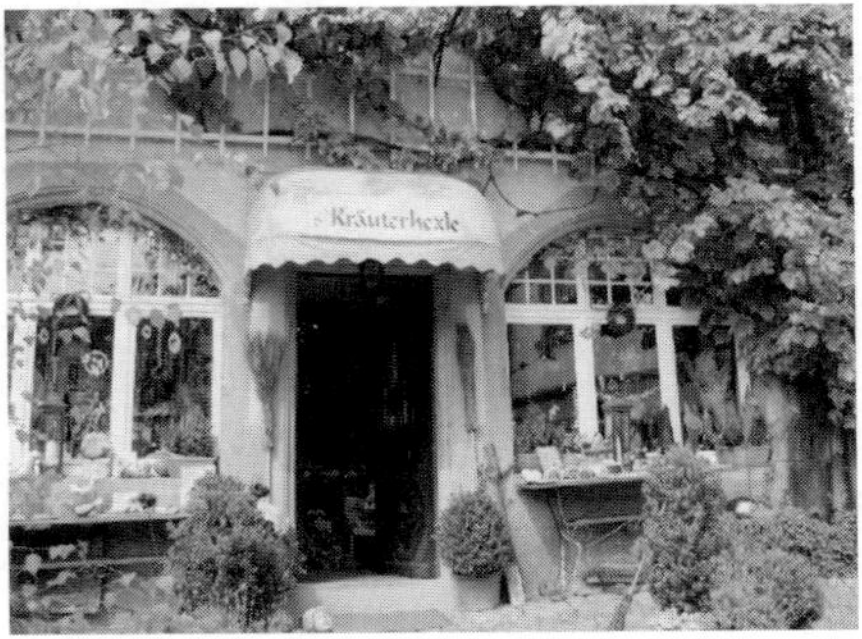

ビッケルさんの店が南ドイツにあるからか、南ドイツで薬草魔女という看板を出している薬草の店をいくつか見かけた。ここもその一つ。中に入ると店番をしていた男性が「うちの奥さんは魔女の祭りに出かけて留守ですよ」と嬉しそうに教えてくれた（バート・ヴィンプフェン）

また、薬草ツアーを開催している薬草魔女のツアーに参加して植物と直接触れ合う、いわば移動植物園というのもいい。薬草魔女というのはマウルブロン（南西ドイツ）にハーブの店を持ち、定期的に薬草ツアーを始めたドイツ人女性ビッケルさんが名乗り、広まった言葉である。彼女はツアーの参加者を地元の丘や野原に案内し、そこに生えている薬草や樹木について詳しく説明してくれる。私はここで初めて猛毒のベラドンナが自生しているのを見た。まさに自然そのままの「魔女の植物園」と言えるだろう。

10年も前になるが、ビッケルさんと同じように薬草魔女として活動しているドイツ人女性と会う機会があった。彼女は「市の関係者からこのほうが宣伝になるからと言われて市の公式サイトでは薬草魔女と名乗っているのよ」と言い、笑いながら肩をすくめてみせた。確かになんとなく心惹かれる呼び名だ。

薬草魔女の活躍を通して、こんな風に薬草を自在に扱える魔女がいたらいいのにと夢見る人も多かったのか、日本でも薬草魔女と名乗る女性たちが現れた。

だが、忘れてはいけないことがある。古代から連綿と受け継がれてきた薬草を扱う女たちの経験と知識を薬草の研究や医療に取り入れて驚くような成果を上げてきた研究者たちの努力こそが、男女の別なく現代の魔女の仕事なのだ。「現代の魔女」つまり薬剤師である。

ここまでに紹介してきた30を越える薬草には、身体によく効く成分や命を奪うほどの恐ろしい毒成分を持ったものまであった。しかし、薬草それ自体は自然の一部であって、人の役に立とうとか、人を殺そうと思って存在しているわけではない。つまり、人間が薬草を生活に利用してきたのである。本章はこのような薬草と人間のつながりを文化史的な立場から見ていく面白さを伝えたいと試みたものである。

## 薬草と人間の橋渡しをしてきたパイオニア

男性中心の世の中になると、女性が男性と同じ場で学問を学ぶ機会は失われてしまう。彼女たちの薬草の知識と経験は学問として受け入れられることはなかった。民間療法として重宝されるが、専門的な立場は与えられなかった。特に女性にとって大切な出産にかかわる助産師(産婆)の仕事がやがて完全に男性医師の手に渡ってしまい、男性医師の手助けをするだけの地位になってしまった。助産師は産婦の安産の

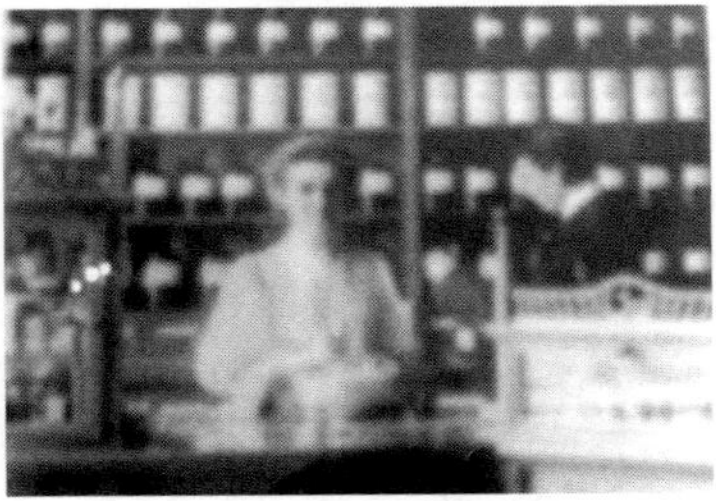

マグダレーナ・ネフ(1881–1966年)はドイツ最初の女性薬剤師。カールスルーエ生まれ。同じ薬剤師の夫と一緒に薬局を経営。1964年「ドイツ薬局の日」に女性薬剤師のパイオニアとして勲章を授与された

ためにこれまでの経験から効果的な薬草を使ってきたが、それらはやがて近代医薬に場を明け渡すことになってしまった。女性が男性と同じ場に立って薬剤師として活躍できるようになるためには20世紀を待たねばならなかった。

ドイツで初めて女性が薬剤師の資格を得たのは１９０６年のことで、マグダレーナ・ネフという女性だった。日本では１８８５年に東京薬科大学を卒業した岡本直栄だと言われている。女性薬剤師の誕生はドイツより日本のほうが少し早かった。

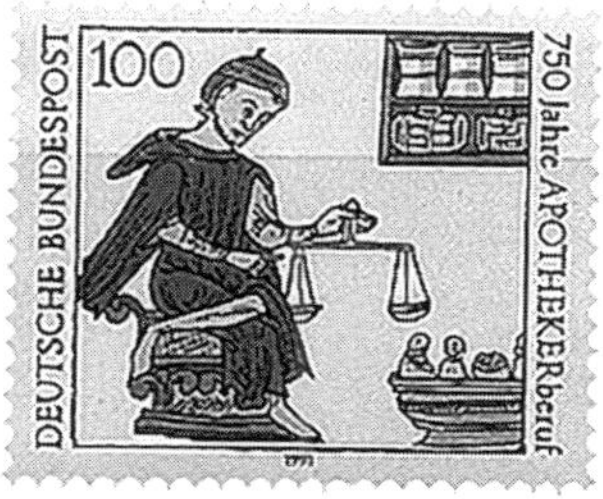

「薬剤師業750年記念切手」(1991年)。750年前とは1231年で、ドイツの神聖ローマ皇帝フリードリヒ2世が医薬分業の制度を定めた年である

薬剤師の誕生は医薬分業（医師の診察と薬の処方を分けて行う）の成立と密接に結びついている。ドイツは神聖ローマ皇帝フリードリヒ2世（１１９４―１２５０年）がこの制度を作り上げた。王が医者に薬の処方まで任せたら毒を盛られるかもしれないと暗殺を恐れたからだと言われているが、王を毒殺しようと思う薬剤師だっていたかもしれない。それで薬局方（薬の品質や純度などの基準を定めたもの）

も作られ、これによって独立した薬剤師が誕生した。

こうして薬の調合や販売が規制された結果、怪しい薬を売るもぐり販売人が締め出されることになった。ところが一方で、医学部に入学を許されなかった女性たちは長い年月をかけて培ってきた薬草を使う調剤の経験と知識を活かす場を失うことになった。

かつて医薬の世界はドイツがトップという思いが強かった時代があり、多くの医者や医学生がドイツへ留学した。カルテも主にドイツ語で書かれていた。いまは医薬の世界もグローバル化している。医薬の勉強をするために留学する国もさまざまとなり、カルテも英語や日本語で書かれるようになった。

ともあれ、ドイツも日本も、薬剤師は圧倒的に女性の職業と思われているようだ。ある統計によると、確かに女性薬剤師の就業率は日独ともに男性をしのぎ、薬剤師全体の約70％だそうだ。また薬剤師とともにアロマテラピーやハーブの領域に占め

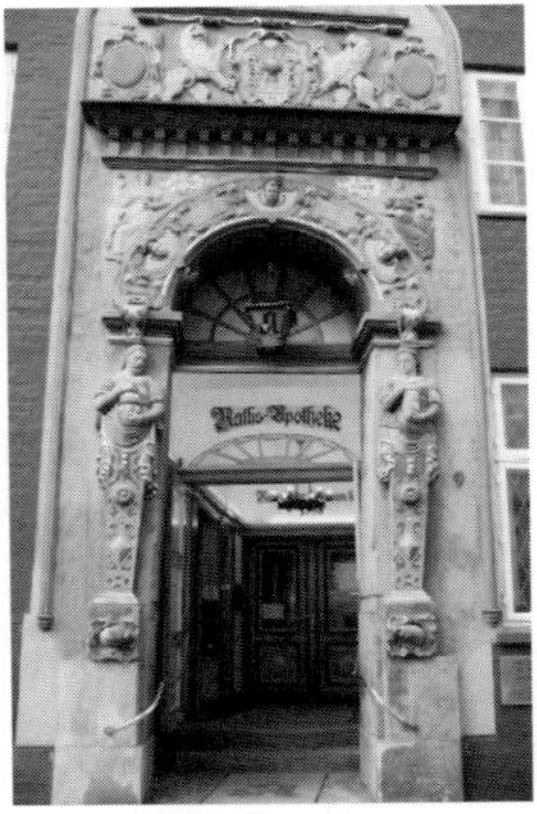

1598年に作られいまも営業している旧市庁舎薬局（リューネブルク）

る女性は多い。

薬学の研究者たちは研究を重ねて薬草の新しい魔力を開発している。プリニウスのような古代の植物学者の知恵や、それに基づいて薬草の開発に力を尽くした修道士の活躍は現代まで連綿と続いている。そんな薬草の歴史を思いながら、ドイツの薬草園を歩いてみよう。

## 修道院の薬草園

修道院は「勤労と祈り」の場であり、基本的に自給自足である。修道士たちは森から木材を運び、自らレンガを焼く。祭壇や壁に飾るキリストや聖人の像を彫り、絵を描く。讃美歌も楽器も作る。

魚は川で捕まえ、肉は家畜を飼い、食事を作る。鍛冶や皮剝ぎの仕事もする。農園では果樹、野菜、ブドウを栽培する。そして薬草園では病気治療のための薬草を栽培する。修道士たちは神学はもちろん哲学、医学に長け、建築や絵画の才もあった。修道院はキリスト教文化の中心地になっていく。

やがて修道院の活動が広まっていき、修道士が増えてくれば、大きな修道院が必要になる。初期の頃のようにすべて手作りというわけにはいかなくなる。また、教会が世俗の権力と強く結びつくようになると、贅を凝らした豪華な金ぴかな修道院も建てられるようになる。立派な図書館や学校、病院も造られる。

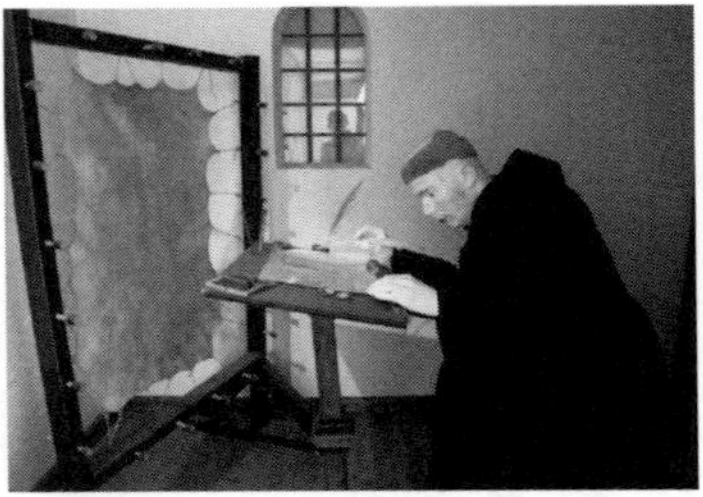
修道院には大なり小なり図書館が設置されていた。印刷術が発明される以前の蔵書は手による写本だった。写本を専門にする修道士は写字生と言われ、写字室で仕事をしていた。ロルシュ修道院（ヘッセン州）の展示より

しかし、修道院は、その規模に関わらず、行き暮れた旅人や巡礼者を泊め、病人も引き受けた。これは修道院の大きな社会的功績である。だから、医療に欠かせない薬草園が必要だった。修道士たちは古代ローマやギリシャの本草学の本を読んで知識を蓄えた。テオフラストスの『植物誌』、ディオスコリデス（40頃—90年頃）の『薬物誌』、大プリニウス（22／23—79年）の『博物誌』などお手本はたくさんあった。他国に行けば珍しい植物を持ち帰って栽培し、治療に役立つ薬を作った。

いまドイツで見られる修道院の薬草園は、たとえば、ドミニコ修道士アルベルトゥス・マグヌス（1193頃―1280年）の薬草と観賞用の組み合わせについて記述した『植物について』やベネディクト修道士ヴァラフリート・ストラーボ（808／9―849年）の『庭の手入れについての本』などを参考にして、できる限り忠実に当時の姿を再現したものがほとんどである。

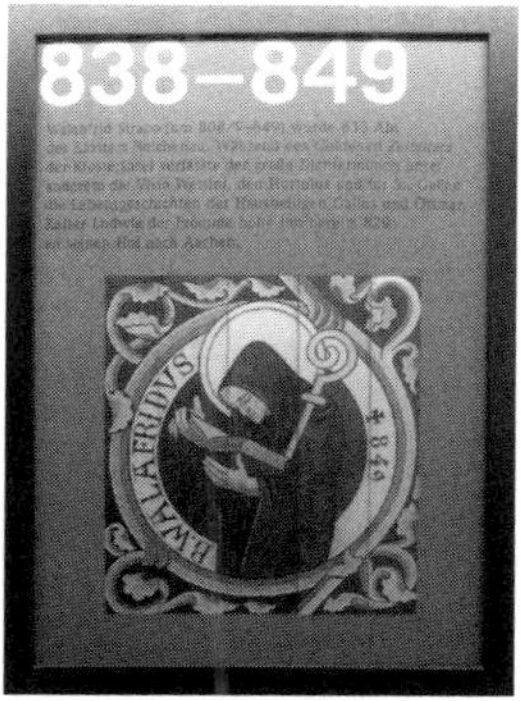

ヴァラフリート・ストラーボは838年にライヒェナウ修道院長の任につき、849年に亡くなる。この任期を記念して1974年に作られたポスターかと思われる。ライヒェナウ博物館の展示より

同じ頃、ドイツを掌握したフランク王国のカール大帝は王領地の管理運営について「御料地令」（795年）を定めた。そこでは庭園に植えるべき植物のリストが載っている。たとえば、キュウリ、カボチャ、キャベツ、ローズマリー、ミント、カラシ、ニンニクなど73種類の野菜や薬草にリンゴ、ナシなど実のなる果樹18種類の名を挙げている。どれも私たちに馴染みのあるものばかりだ。

また、修道院といえば聖書。聖書の中に出てくる薬草を集めた聖書薬草園がドイ

ツには100以上もある。ドイツの植物園は宗教や森と密接に結びついて発達してきた。そんなドイツの植物園をいくつか覗いてみよう。

**ライヒェナウ修道院**

ドイツのコンスタンツ湖（バーデン＝ヴュルテンベルク州）に浮かぶ島。人工の道で、本土とつながっている。2000年にユネスコ世界文化遺産に登録されている。

この島に、838年、カール大帝の息子のルートヴィヒ1世（敬虔王）によって修道院長に任じられたヴァーラフリート・ストラーボの修道院がある。彼は薬草の知識に秀でていたと同時に薬草を歌う詩人でもあった。彼に影響を与えたのがスイスにあるかつて何世紀にもわたってベネディクト

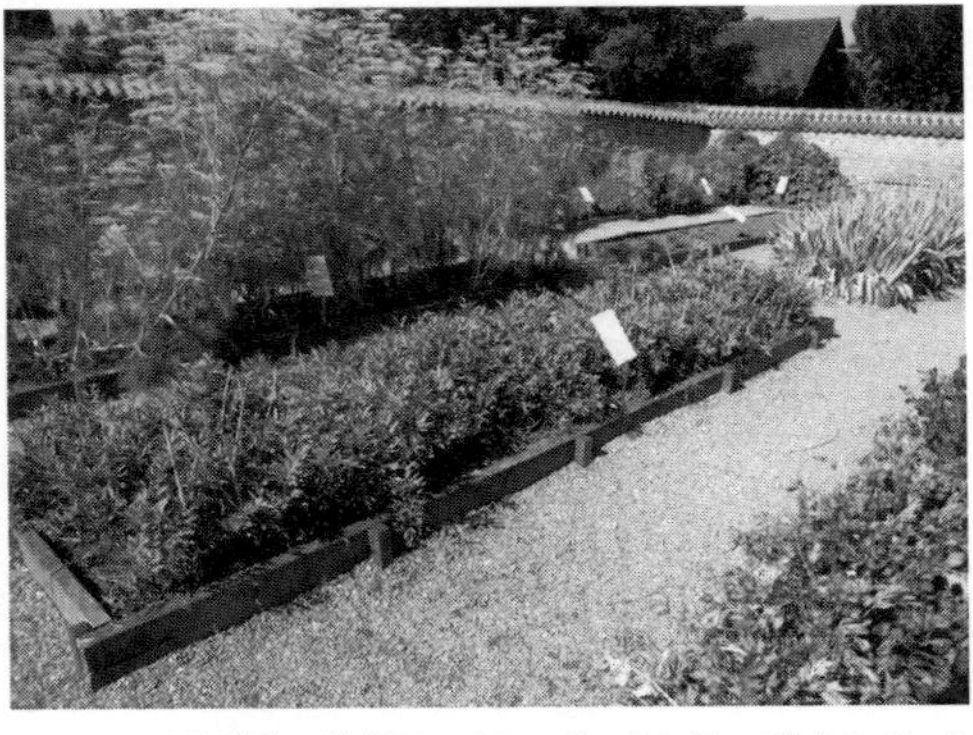

ライヒェナウ修道院の薬草園。ストラーボの本に従って作られている。（ライヒェナウ島）

会の中心的修道院の一つだったザンクトガレン修道院の庭園だった。ここで造成された薬草園の見取り図（820年頃）が残っていて、ドイツの薬草園の基本として大きな影響を与えてきた。

ストラーボが勤めていた修道院にも薬草園はあるのでゆっくり見て回ることもできる。

### ミヒャエルシュタイン修道院

ミヒャエルシュタイン修道院はドイツ中部のハルツ地方にある。956年にシトー派（修道会の一つ）の庵として建てられ、1139年に修道院としての活動を始めている。いまは修道院の一部が音楽学校として使われ、二階は見応えのある楽器博物館となっている。

この中庭に薬草園と野菜畑がある。野菜畑には一般的な野菜、穀物、果樹が植えられている。薬草園はザンクト・ガレン修道院の設計図やヴァラフリート・ストラーボの本『庭の手いれについての本』（844年頃）や中世の図版などを手本にして作られたものである。セージ、ウイキョウ、ニガハッカなど中世に薬用として使われた100種類以上の薬草が栽培されている。

薬草は四角の苗床に種類別に植えられていて、学名とドイツ語名、そして効能を書いた札があるので、とても役に立つ。たとえば、セイヨウノコギリソウやハゴロモグサの仲間には婦人病と表記されている。そのほか、炎症、咳、神経、腸、傷、香料、美容などの表記が書かれている。

へー、とかフーンとか思いながら見ていると、思いのほか時間がかかるが、それも楽しいひとときである。

**メムレーベン修道院**

メムレーベンと言ってもほとんど馴染みのない町だろうと思う。チューリンゲン

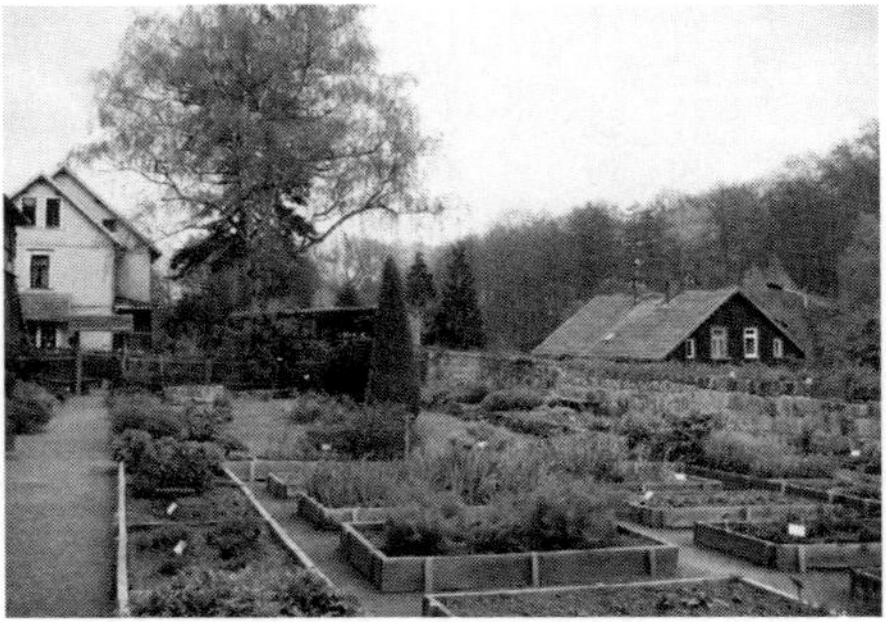

夕食用なのか薬草を摘んでいる尼僧たちの姿を見たことがあった。中世にタイムスリップしたような気持ちになる。ミヒャエルシュタイン修道院の薬草園(ハルツ地方)

州にある小さな町で、ライプチヒからナウムブルクでバスを乗り継ぎ、三時間はかかる。

メムレーベンはオットー大帝がひいきにした町で、彼はここに居城を造り、973年にここで亡くなっている。その頃に建てられた修道院教会の跡地一帯がメムレーベン修道院として見学できる。オットー大帝といえばドイツ神聖ローマ帝国の初代皇帝オットー1世のことである。歴史書でしか目にすることのない人物がぐっと身近に感じられる。

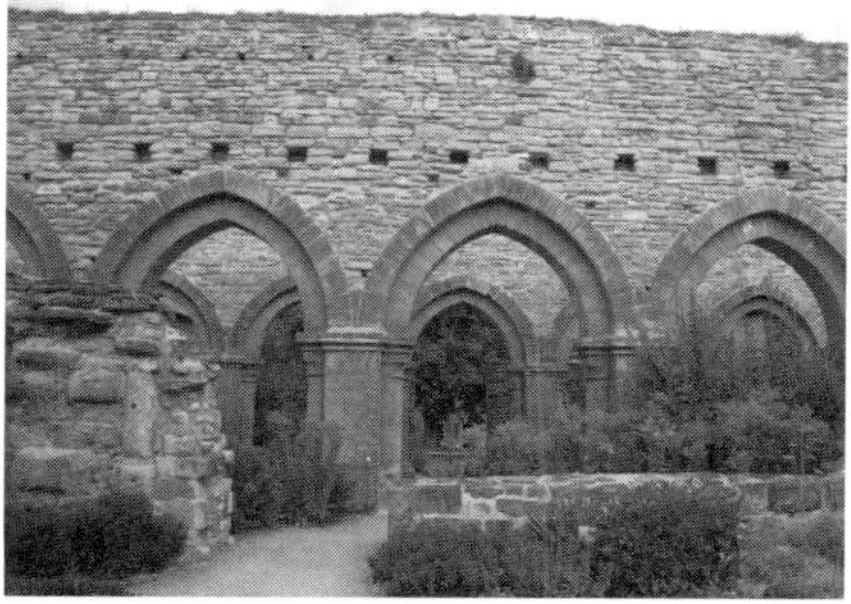
いまは昔、オットー大帝がひいきにした厳粛な修道院の雰囲気をそのまま残すメムレーベン修道院の廃墟(チューリンゲン州)

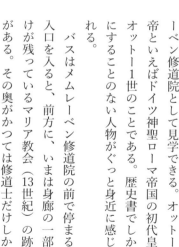

バスはメムレーベン修道院の前で停まる。入口を入ると、前方に、いまは身廊の一部だけが残っているマリア教会(13世紀)の跡地がある。その奥がかつては修道士だけしか入れなかった区域になる。ここに博物館がある。人形や図表で修道士の生活を丁寧に説明して

いる部屋やビデオの見られる部屋など充実した博物館である。ときどき特別展も開かれる。古い修道院とはこういうものかということがよくわかる。

薬草園は入口を入ってすぐ右手にある。それほど広くないし、薬草の種類もそんなに多くはないが、全体の雰囲気がとてもいい。初めて私がここを訪れたとき、ヒ

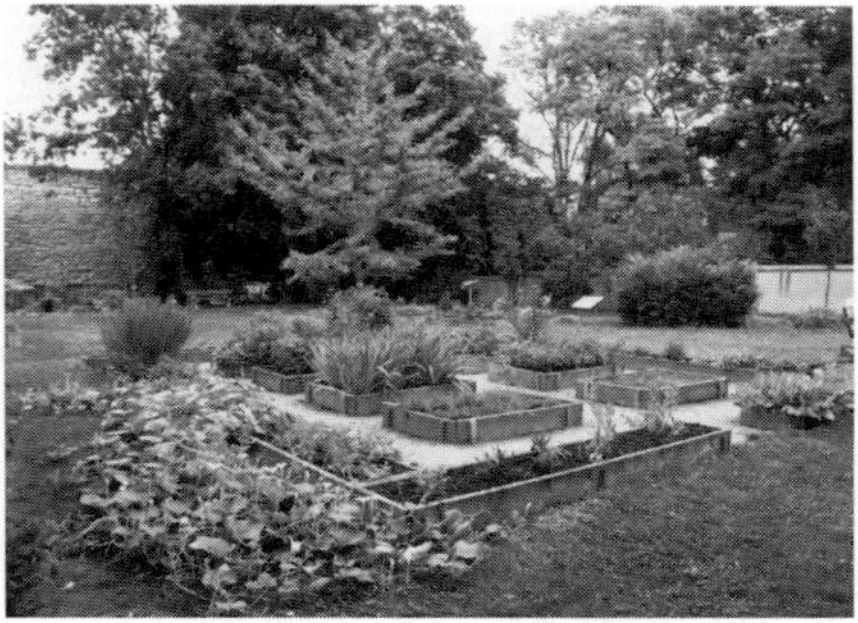
入り口を入ってすぐのところに野菜畑、薬草園はその奥にある。メムレーベン修道院

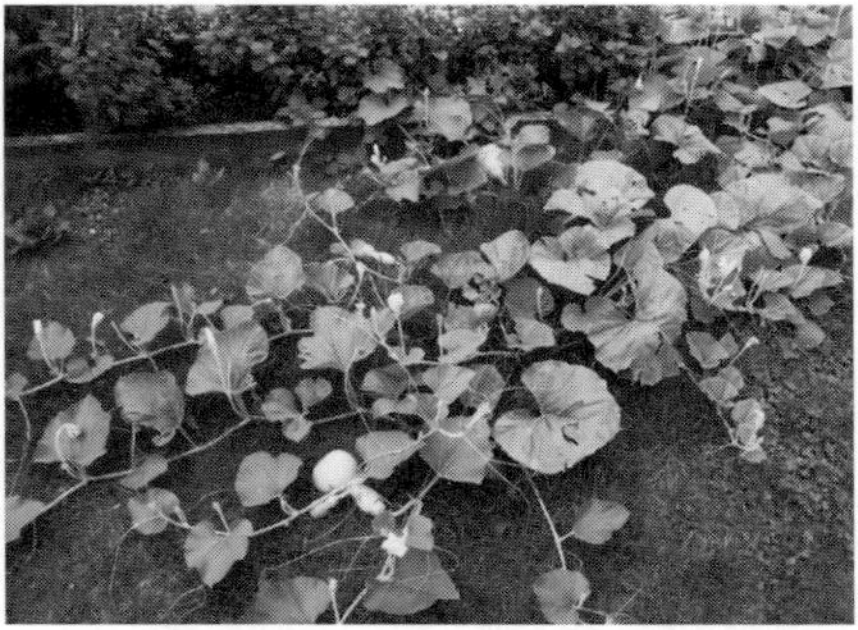
ヒョウタンが地面を這う野菜畑。ドイツでは、日本で乾燥させたヒョウタンに酒を入れるようにワインを入れて使うのだろうか

ヨウタンの実が成っているのを見てびっくりした。ヒョウタンは中国から日本にやってきたアジア限定のもので、ヨーロッパにはないものと勝手に思い込んでいた。ところがそれは私の無知で、ヒョウタンはアフリカから全世界に広まった最古の栽培植物だった。修道士はこれを水筒として旅に持っていったのだ。こういうことを知って得をした気分になるから素人は幸せだ。

## 大学の薬草園

薬草学の研究は科学の発展によって大きく前進してきた。現代の薬草園はその研究成果の上に成り立っている。そしてそれを担っているのが大学である。ドイツには単科大学と総合大学合わせて約200あり、そのうち90以上の大学が薬草園を含めた植物園を持っている。

大学の所有している植物園は、研究の役割を担っているのだから当然といえばそうなのだが、実に規模が大きい。まるで森を一つ抱えているみたいな植物園もある。

園内でガイドツアーをしているところもある。そしてなにより感じることは、大学の植物園が市民の憩いの場としてとても重宝されているということだった。むろん入場料は無料である。

## ヴュルツブルク大学付属植物園

ヴュルツブルクはフランクフルトから特急で一時間ちょっとのところにある古い町である。ドイツを代表する彫刻家であり、かつこの町の市長にもなったティルマン・リーメンシュナイダーの町、日本と縁の深いシーボルトが生まれた町、レントゲンがここの大学でX線を発見した町、広大なブドウ畑とフランケンワインの醸造所のある町、ドイツ一有名なロマンチック街道の起点にあたる町……ヴ

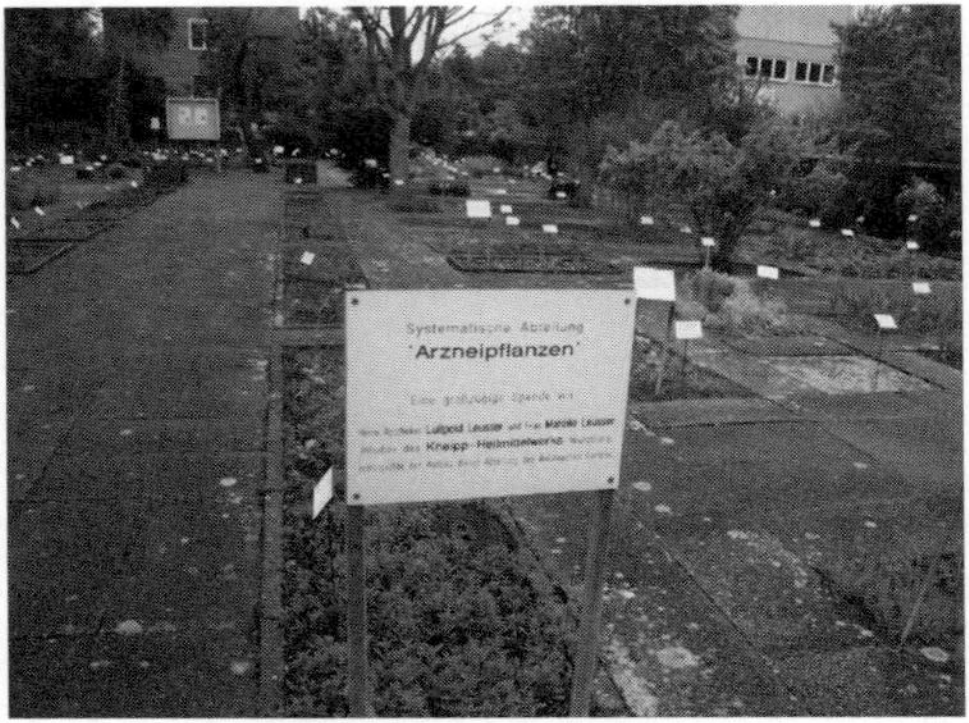

ヴュルツブルク大学付属植物園。「有毒植物」と書かれた赤い札も目につく

ュルツブルクは観光名所が目白押しの町である。だが、薬草に関心を持つなら、それらのいくつかを犠牲にしても、この町の大学植物園で半日は費やしたい。

ここの薬草園は薬草の種類がとても豊富だ。薬草は成分別に分けて栽培されている。「有毒植物」と書かれた赤い札も目につく。反対側には農園があり、野菜や果樹が植えられている。

医者であり植物学者でもあったシーボルトのコーナーもある。彼の功績は大きい。シーボルトが日本で採取してヨーロッパに持ち帰った植物の標本は日本の植物についての貴重な資料になっている。シーボルトはアジサイを新種として記載するときに「オタクサ」と命名した。植物学者の牧野富太郎はそれがシーボルトの日本人の

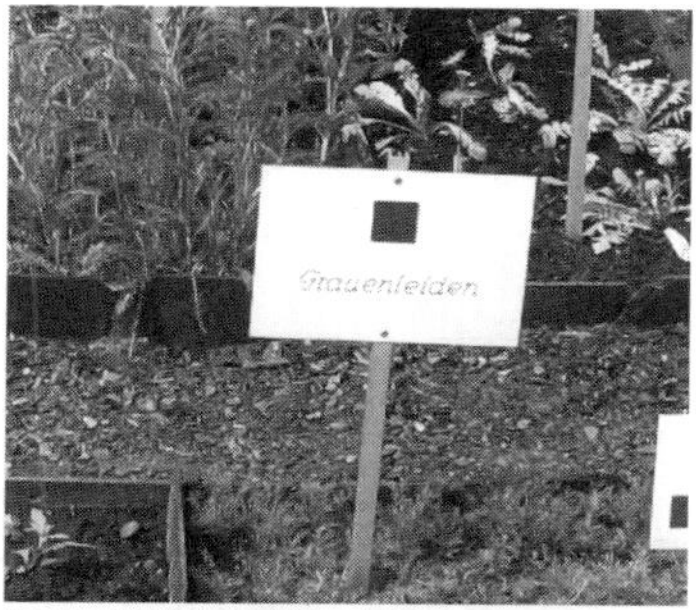


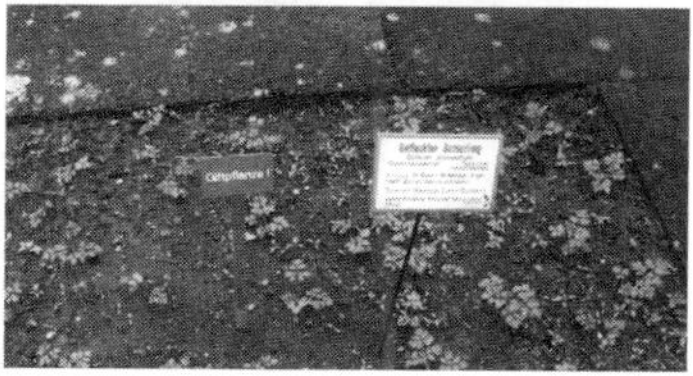

〈上〉婦人病薬草コーナー
〈下〉毒ニンジンの区画には「毒」という赤い札

妻である楠本瀧（お滝）の名前をとってつけたのだと推測している。

この薬草園は日本でも馴染みのあるクナイプ社のオーナーである薬剤師ロイサー夫妻の多大な寄付によって造られた。クナイプ社はドイツ最大手の治療薬製造会社であり、本社はヴュルツブルク近郊にある。薬草や水を使った治療法を考え出したクナイプ神父とロイサーの父親とが協力して立ち上げた会社である。大学への援助は金銭面もさることながら、会社の理念を貫いている証でもあるのだろう。

**ハンブルク大学付属植物園**（ロキ・シュミット・ガルテン）

ここの植物園の大きなテーマは「植物と人間」である。薬草や穀物、野菜など人

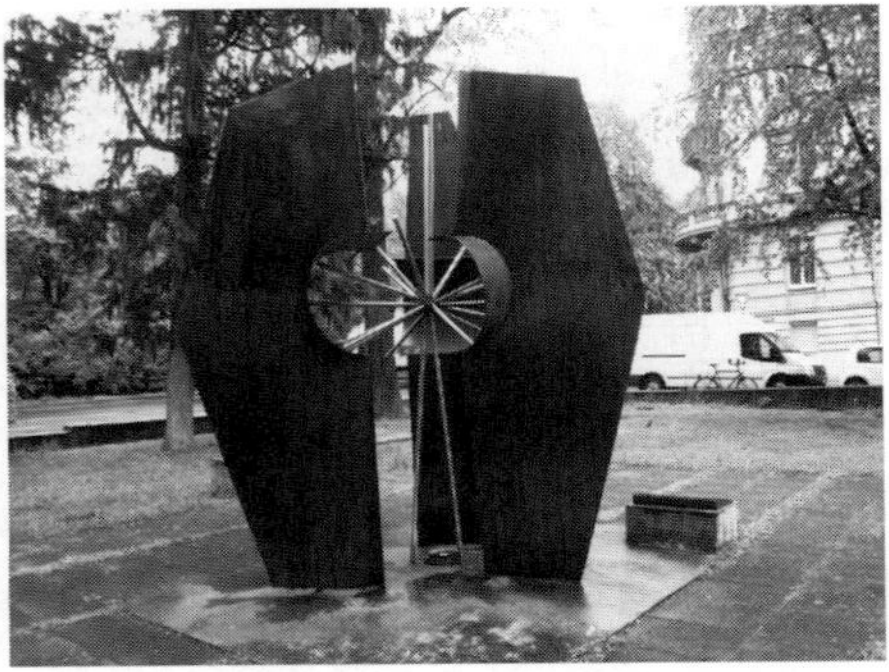

レントゲン博士の記念碑。後方に見える建物がヴュルツブルク大学で、中にレントゲン博士の記念室がある。見学自由

間に有用な植物が栽培されている。有毒植物のコーナーでは思わず「これって魔女の薬草箱だ」と叫びそうになった。ドクニンジン、トリカブト、ヘレボルス、イヌサフランなどはもちろん、有毒植物の女王ともいうべきヒヨスがびっしり生えている。なにがあっても見るべきコーナーだ。またここには聖書の植物コーナーがある。入口を入ってすぐ左手を見ると、木の十字架が立っているので、すぐわかる。アーモンド、アンズ、イチジク、ザクロなど聖書に出てくる果樹が多く植えられている。

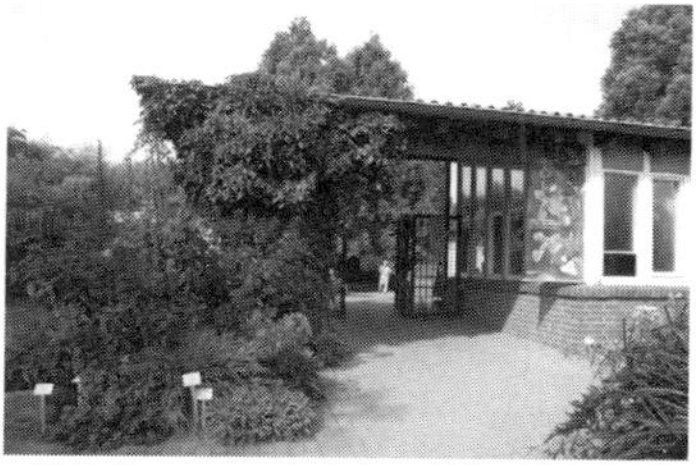

ハンブルク大学付属植物園は2012年にドイツ元首相ヘルムート・シュミットの奥さんの名前をつけたロキ・シュミット・ガルテンと名前を変えた。彼女は植物保護に尽くした人物だった。園内は東京ドーム5個強という広さ。入園は無料

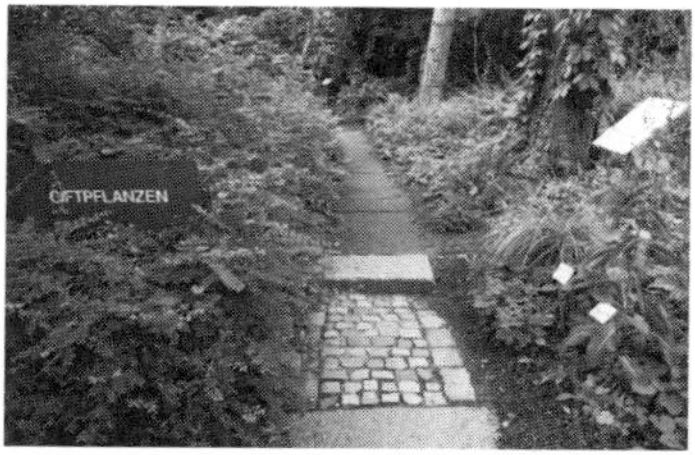


「毒草コーナー」(Giftplanzen)の看板

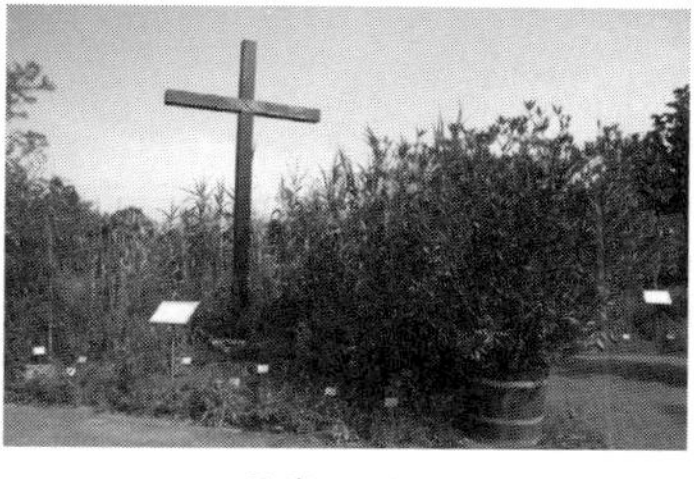

聖書コーナー

## COLUMN　ハンブルクの「スパイス博物館」

いまでは、ほぼ世界中の香辛料を手に入れることができるようになり、料理における香辛料の地位は高くなっている。世界のさまざまな香辛料が展示されていて、ショップでは香辛料の入った塩や紅茶なども売っている。入場券は胡椒粒の入った袋としゃれている。倉庫街といって、ハンブルクを観光するときにはたいてい訪れる一画にある。そう時間はかからず見られるので、立ち寄ってみるのもいいかもしれない。

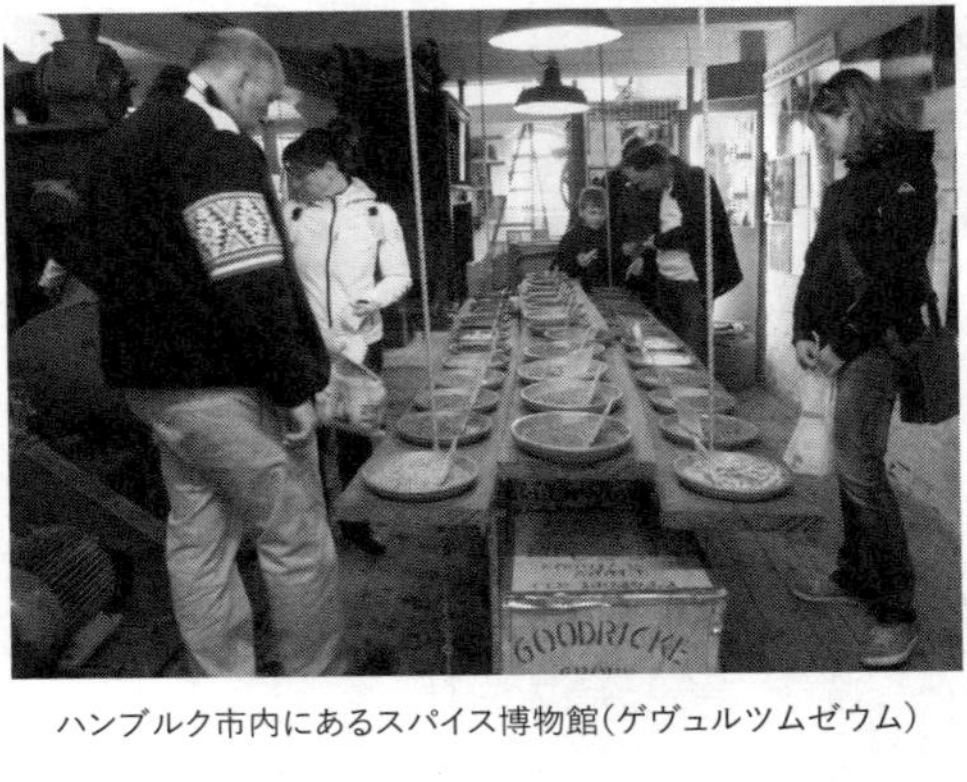


ハンブルク市内にあるスパイス博物館（ゲヴュルツムゼウム）

# ヒルデガルトの薬草園

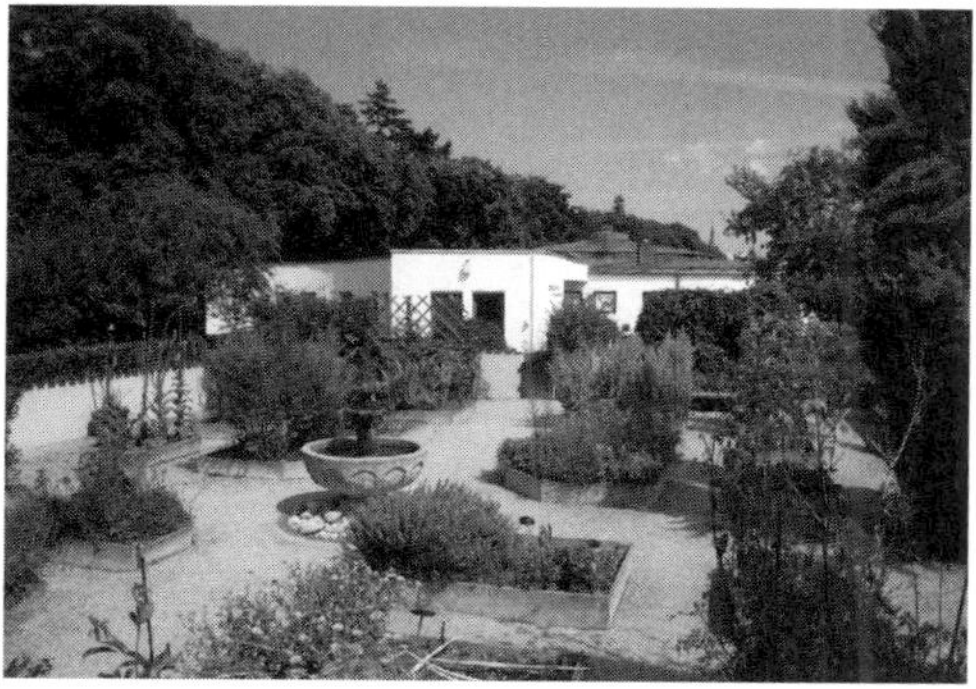
後ろに見える白い建物がヒルデガルトフォールムで、その横にヒルデガルト薬草園がある。安らげる空間だ

『自然学』（1515年）の著者であるドイツの尼僧ヒルデガルト・フォン・ビンゲン（1098―1179年）の薬草に関する業績は21世紀になっても変わらず注目され、彼女が教示した薬草の有効性について研究するグループも増えている。

ビンゲン（ライン河畔）のロックスベルク山には十字修道女会（1841年ストラスブールで創設）が運営しているヒルデガルト・フォールムという施設がある。1920年に作られたもので、セミナールーム、ヒルデガルト関連の本や薬草を販売するコーナーがあり、レストランではヒルデガルトの精神にのっとったオーガニックのランチを食べることもできる。

庭にある薬草園はそう広くはないが、ヒルデガルトの本に取り上げられている薬草が栽培されていて、心安らぐ空間になっている。

あるとき、そこで会ったドイツ人夫婦がちょうど満開だったキンセンカ（キク科）の花びら（正しくは舌状花というのだが）を摘んで、これは美味しいのよと言って口に含み、私にも勧めてくれた。サラダにして食べるようだが、日本ではまず食べない花だろう。

ライン河畔のビンゲンにヒルデガル

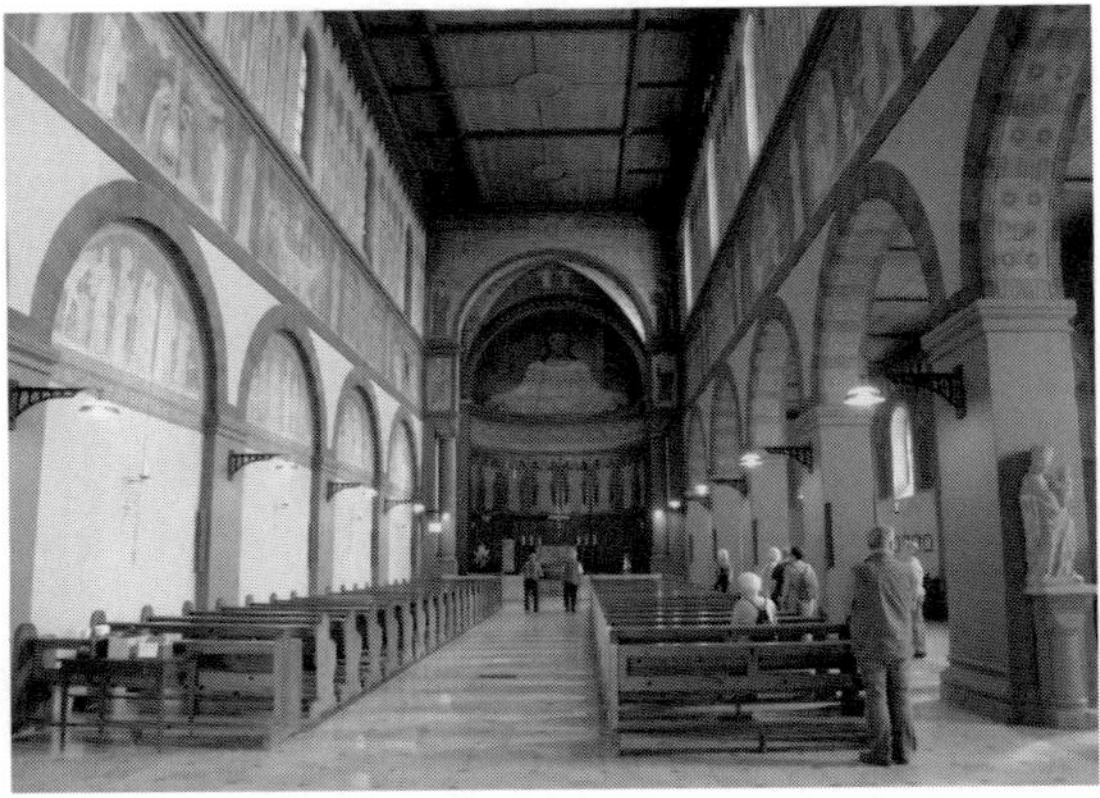

ライン河畔にあるヒルデガルトが建てた（1165年）アイビンゲン修道院。中にはヒルデガルトの生涯を描いた壁画がある（アイビンゲン）

ト博物館があるが、ここにも「ヒルデガルトの庭」がある。『自然学』に出てくる薬草を主としたきれいに整備された薬草園である。

日本でもヒルデガルトを紹介する活動は活発である。ヒルデガルトの薬草料理を食べさせてくれる楽しい会もある。

# 薬事博物館

## ハイデルベルク薬事博物館

前述したが、かつて医学といえばドイツ。医者はドイツへ留学し、カルテはドイツ語で書かれた。「カルテ」という言葉もドイツ語だ。ところが、いまでは医学の最先端はアメリカらしい。世界医学会で使われる言語も英語が主だと聞く。

しかし、ドイツ医学が世界に果たした貢献は大きい。その歴史をいまに伝える薬事博物館がドイツにはいくつもある。中でもハイデルベルク城内にある薬事博物館はドイツ一の薬事博物館といっていい。そこを訪れてみるのは医療関係者でなくても面白い。

１９３７年に設立されたドイツ薬事博物館の傘下にある財団法人で、さまざまな経過をたどって１９５７年にここに落ち着いた。薬事に関するさまざまな展示品、たとえば薬剤の実験器具や容器、調度品などの品々のほかに、ドイツにおける薬の歴史に関する文献などもあり、それらの展示のなかで見逃さないようにしたいものの一つがマンドラゴラの根の実物があるコーナーである。

また、薬局の看板の変遷がわかるコーナーも必見である。ドイツの薬局は全国共通のマークを持っている。

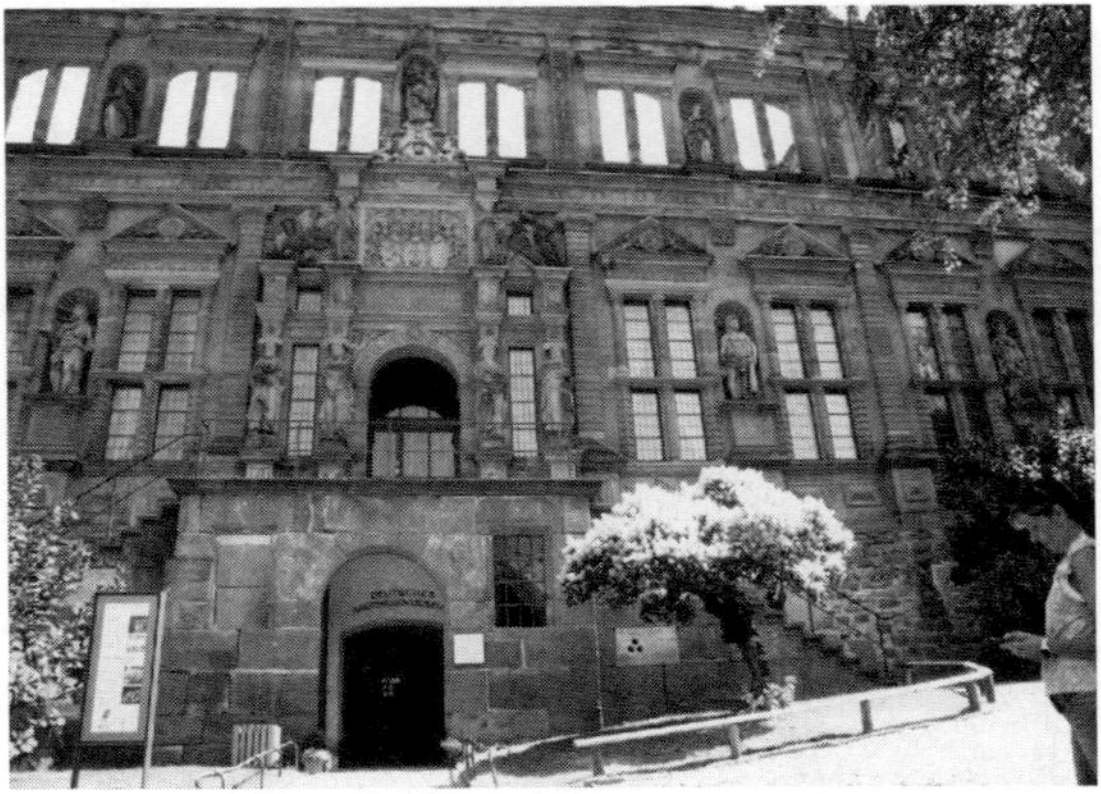

ハイデルベルク薬事博物館は植物や薬に関心のある人には特にお勧めの博物館。目からうろこの体験がたくさんできて、時間を忘れるほど楽しめる（ハイデルベルク）

Aの字の足元に蛇がからみつきグラスに頭を傾けているデザインである。

しかしこのロゴマークは戦後になってできたもので、それ以前のナチス時代はAの足元に「人間」を意味するルーン文字が描かれていた。それ以前のマークは細長い筒に三本のスプーンがついているもの、すなわち一日三回というメッセージであ

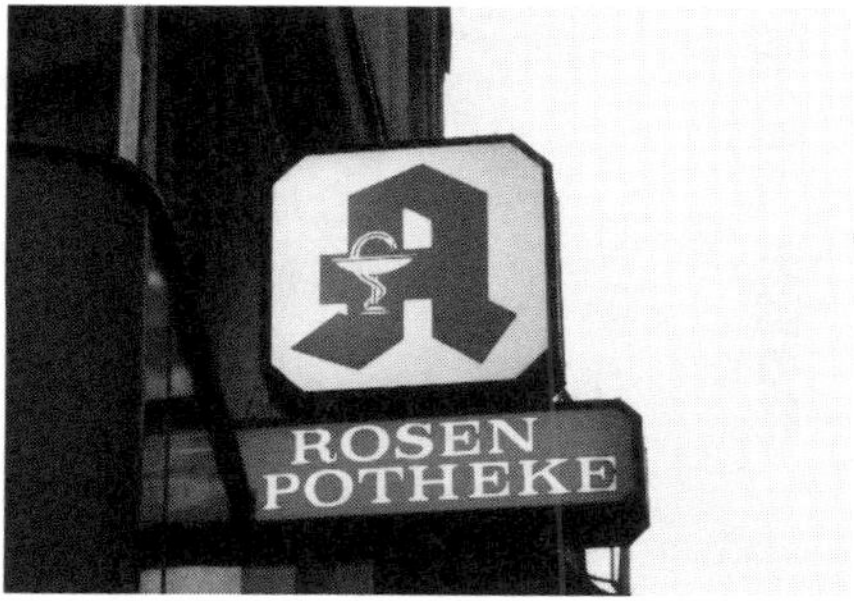


ドイツの薬局は、市内はもちろん駅や市庁舎のそばには必ずと言っていいほどある。目印はドイツ全国共通のこのマーク。薬局(Apotheke)の「A」に再生のシンボルである「蛇と薬を飲む杯」との組み合わせ。Aは赤い色なのですぐ目に付く

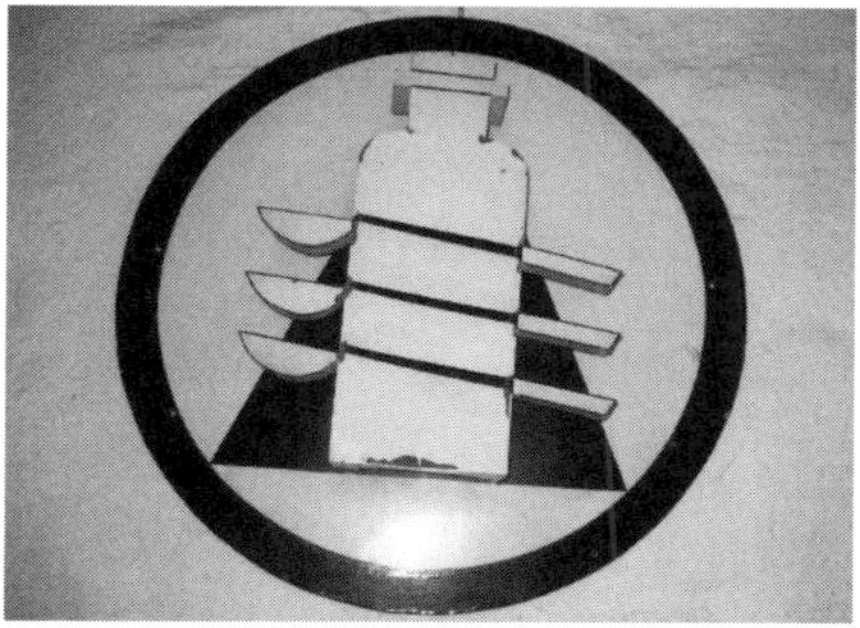

戦前の薬局の共通マークは細長い薬瓶に3本のスプーン、つまり1日3回のメッセージだ。いかにも実直な感じのするドイツのデザインに思われる

る。この古い看板の実物はここにしか残っていないそうだ。木製のいかにも昔の薬屋さんという感じがする看板である。

ハイデルベルク城はドイツ観光名所の一つで多くの観光客が訪れる。特にワインの大樽のある城の地下はいつも客で大賑わいだが、薬事博物館はそのすぐそばにある。ワイン樽を見る時間と引き換えでもぜひとも博物館に足を踏み入れてほしいと思うほど充実した博物館だ。

## *COLUMN*　天国の庭

バンベルク（南ドイツ）の旧ベネディクト会聖ミヒャエル修道院に「天国の庭」と呼ばれる珍しい「薬草園」がある。なんと578種類にも及ぶ草花の絵が天井に描かれているのだ。一歩中に入り天井を見上げると、思わず声を上げてしまう。なんて美しい！　まさに天国の庭だ。絶滅したものも描かれているというが、見つけられるだろうか。

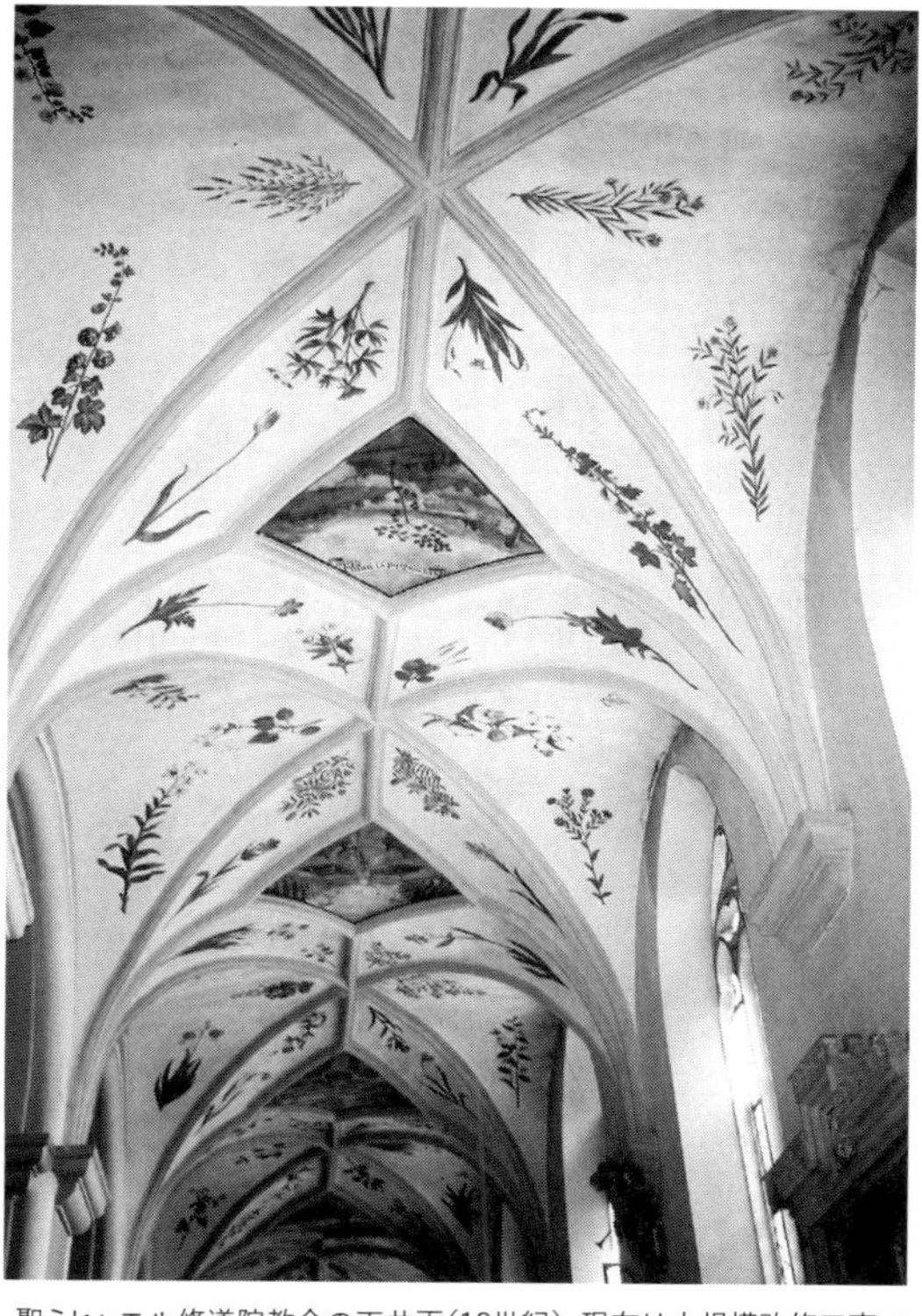

聖ミヒャエル修道院教会の天井画(18世紀)。現在は大規模改修工事で閉鎖中。再開は2025年予定

# おわりに

本書は2014年に山と溪谷社から出していただいた『不思議な薬草箱　魔女・グリム・伝説・聖書』を全面的に改訂したものです。当時は心を込めて書いたつもりでしたが、改めて読み返すと至らぬところばかりが目立ち、とはいえ、もう少し手を加えればもっと面白く読んでもらえるのではないかと思うものもありました。それで、それらを新しいテーマでまとめて、一冊に作り上げてみようと思いました。山と溪谷社さんに相談したところ、ありがたいことに私の意を受けいれてくださって、新たに『魔女の植物園　魔女が大切にする37の植物』として刊行していただけることになりました。

2021年に『魔女街道の旅』を出していただいたときに大変お世話になった編集者の宇川静さんの力添えが今回も大きくあって、感謝する次第です。また植物園に迷いこみたくなる美しいイラストを描いてくださった服部あさ美さんにも感謝です。ありがとうございます。

私は『不思議な薬草箱　魔女・グリム・伝説・聖書』のあとがきで「伝説や昔話、

聖書、神話などの中で魔女や植物がどんなふうにあつかわれているかということへの興味が大きくなっていった」と書いています。この思いは変わることなく本書にも貫かれていると思っています。本書については読んでいただければわかりますが、2006年に刊行した『魔女の薬草箱』のちょっと変わった姉妹編として受け止めていただけるかと思います。

私はずっと魔女にこだわってきましたが、時代とともに魔女に対する人々の受け止め方が変わってきたことを最近強く感じています。今世紀になってから世界のいろいろな国から魔女をテーマにした本が出版されていますが、魔女は過去の歴史を乗り越えて新しい勇敢な女性として生まれ変わったように思えます。私の魔女観はひょっとするともう古いのかもしれません。それでも私はこれまでに私が感じてきた魔女観を捨てることができないでいます。

本書を読んでくださる皆さまになにがしか魔女と植物について面白いと思っていただければこの上ない喜びです。

2025年4月

魔女の植物園ができることを夢見て

- Brüder Grimm:Kinder-und Hausmärchen. inseltaschenbuch 112-114
- Brüder Grimm:Die Deutsche Sagen.Diederichs.1993
- Brüder Grimm-Museum kassel:Rapunzel 1993
- J.W.von Goethe:Faust. Fhillip Reclam Stuttgart 1986
- Heinz Wegehaupt:Hundert Illsutrationen aus zwei Jahrhunderten zu Märchen der Brüder Grimm. Verlag Dausien Hanau
- Hexen-Katalog zur Sonderausstellung für Völkerkunde Hamburg 1979
- Peter Haining:Hexen. Verlag Gehard Stalling 1977
- Ulrich Molitor:Von Unholden und Hexen.Ulbooks -Verlag 2008
- Der neue Kosmos Pflanzenführer:Franckh-Kosmos. Verlags-GmbH 1999
- Anthea:Das Buch der Hexenkräuter.Verlag Moewig KG
- J.Praetorius:Blockes-Bergen Verrichtung：Faximile der Originalausgabe aus dem Jhre 1669. Edition Leipzig 1968
- Die schönsten Sagen aus dem Harz.Druckhaus Quedlinburg
- Barbara Ehrenreich/Deirdre Englisch.:Hexen,Hebammen und Krankenschwestern Verlag Frauenoffensive 1975
- Dr.Uwe Wegener : DerBroken. Studio Volker Schadach. Goslar 1997
- Heinrich Weigel : Eisenacher Schriften zur Heimatkunde,Heft 38. Eisenach 1988

## 引用および参考にした文献・図版一覧


- 『完訳 グリム童話集』(1-5) 金田鬼一訳 (岩波文庫) 1979年
- 『グリム童話の誕生』小澤俊夫著 (朝日選書) 1992年
- 『完訳グリム童話』小澤俊夫訳 (ぎょうせい) 1985年
- 『グリム幻想紀行』小澤俊夫・田中安男著 (求龍堂) 1994年
- 『ドイツ伝説集』グリム兄弟編 桜沢・鍛冶訳 (人文書院) 1987年
- 『ファウスト』ゲーテ著 手塚富雄訳 (中公文庫) 1974年
- 『ギリシャ神話』呉茂一著 (新潮社) 1956年
- 『オデュッセイア』ホメロス著 松平千秋訳 (岩波文庫) 1994年
- 『ギルガメシュ叙事詩』矢島文夫訳 (ちくま学芸文庫) 1998年
- 『ゲルマン神話』ライナー・テッツナー著 手嶋竹司訳 (青土社) 1998年
- 『マクベス』シェイクスピア全集13 福田恒存訳 (新潮社) 1972年
- 『ユダヤ戦記』フラウィウス・ヨセフス著 秦剛平訳 (ちくま学芸文庫) 2002年
- 『聖書』新改訂 日本聖書刊行会訳 (いのちのことば社) 1988年
- 『図説・聖書物語 旧約篇』山形孝夫著 (河出書房新社) 2001年
- 『新約外典』聖書外典偽典〈6〉 川村輝典他訳 (教文社) 1976年
- 『黄金伝説3』J・デ・ウォラギネ著 前田敬作・酒井武訳 (人文書院) 1989年
- 『サリカ法典』久保正幡訳 (創文社) 1977年
- 『図説魔女狩り』黒川正剛著 (河出書房新社) 2011年
- 『図説・ドイツ民俗学小辞典』谷口幸男・福嶋正純・福居和彦著 (同学社) 1985年
- 『ディオスコリデス薬物誌』ペダニウス・ディオスコリデス著 岸本良彦訳 (八坂書房) 2022年
- 『プリニウス博物誌〈植物篇〉』大槻真一郎責任編集 (八坂書房) 1994年
- 『テオフラストス植物誌』大槻真一郎・月川和雄訳 (八坂書房) 1988年
- 『聖ヒルデガルトの医学と自然学』ヒルデガルト・フォン・ビンゲン著 井村宏次監修 聖ヒルデガルト研究会訳 (ビイング・ネット・プレス) 2002年
- 『ハーブの写真図鑑』レスリー・ブレムネス著 高橋良孝監修 (日本ヴォーグ社) 1995年
- 『木の写真図鑑』アレン・コーンビス著 濱谷稔夫翻訳・監修 (日本ヴォーグ社) 1994年
- 『大地の薬』スザンネ・フィッシャー・リチィ著 手塚千史訳 (あむすく) 1996年
- 『樹』スザンネ・フィッシャー・リチィ著 手塚千史訳 (あむすく) 1992年
- 『概説 薬の歴史』天野宏著 (薬事日報社) 2000年
- 『図説　花と樹の事典』木村陽二郎監修 (柏書房) 2005年
- 『中世修道院の小さな庭から』大塚満津子・大津隆一郎監訳 (新潮社) 2018年
- 『魔女の薬草箱』西村佑子著 (山と溪谷社) 2018年

*本書は二〇一四年三月一〇日に山と溪谷社から刊行された『不思議な薬草箱　魔女・グリム・伝説・聖書』を加筆修正のうえ、文庫化したものです。

西村佑子(にしむら・ゆうこ)
早稲田大学大学院修士課程修了。青山学院大学、成蹊大学などの講師を経て、現在はNHK文化センター(柏・千葉教室) 講師。これまでに「グリム童話の魔女たち」展 (栃木県いしばし町グリムの館)や「魔女の秘密展」(東映、中日新聞社企画)の監修に携わる。主な著書に『グリム童話の魔女たち』(洋泉社)、『ドイツ魔女街道を旅してみませんか?』(トラベルジャーナル)、『ドイツメルヘン街道夢街道』(郁文堂)、『あなたを変える魔女の生き方』(キノブックス)、『魔女学校の教科書』(静山社)、ヤマケイ文庫『魔女の薬草箱』、『不思議な薬草箱』、『魔女街道の旅』(山と溪谷社)など。翻訳・翻案書に『ブロッケンの森のちっちゃな魔女』(静山社)がある。

【単行本】
薬草の監修＝指田　豊
ブックデザイン＝大野リサ
編集＝大西香織　勝峰富雄(山と溪谷社)

【文庫】
装丁画・章扉・目次イラスト＝服部あさ美
ブックデザイン・DTP＝吉池康二(アトズ)
校正＝髙松夕佳
編集＝宇川静(山と溪谷社)

魔女の植物園　魔女が大切にする37の植物

二〇二五年四月一五日　初版第一刷発行

著　者　西村佑子
発行人　川崎深雪
発行所　株式会社　山と溪谷社
郵便番号　一〇一－〇〇五一
東京都千代田区神田神保町一丁目一〇五番地
https://www.yamakei.co.jp/

■乱丁・落丁、及び内容に関するお問合せ先
山と溪谷社自動応答サービス　電話〇三－六七四四－一九〇〇
受付時間／十一時～十六時（土日、祝日を除く）
メールもご利用ください。【乱丁・落丁】service@yamakei.co.jp
【内容】info@yamakei.co.jp

■書店・取次様からのご注文先
山と溪谷社受注センター　電話〇四八－四五八－三四五五
ファックス〇四八－四二一－〇五一三

■書店・取次様からのご注文以外のお問合せ先
eigyo@yamakei.co.jp

本文フォーマットデザイン　岡本一宣デザイン事務所
印刷・製本　大日本印刷株式会社

定価はカバーに表示してあります


Printed in Japan ISBN978-4-635-04990-0

## 人と自然に向き合うヤマケイ文庫

コリン・フレッチャー／芦沢一洋訳
**遊歩大全**
1970年代の「バックパッカーのバイブル」を復刊

辻まこと
**山からの絵本**
豊かで独特な山の世界を描いた代表的な画文集

平谷けいこ
**四季の摘み菜12ヵ月**
野草の楽しみ方と料理法身近な72種を紹介

叶内拓哉
**くらべてわかる野鳥**
日本で見られる主な野鳥約300種類の図鑑

高橋勝雄
**野草の名前**［夏］和名の由来と見分け方
約300種類の名前の由来と見分け方を紹介

高橋勝雄
**野草の名前**［秋冬］和名の由来と見分け方
由来とセットで野草の名前が覚えられる。秋・冬編

高橋勝雄
**野草の名前**［春］和名の由来と見分け方
分かりやすい解説とイラスト、写真で大好評

西村佑子
**魔女の薬草箱**
数十種類の薬草から魔女の正体を探る

田中康弘
**山怪** 山人が語る不思議な話
山で暮らす人びとから聞いた奇妙で怖ろしい体験談

萱野茂
**アイヌと神々の物語**
祖母や村のフチから聞き集めたアイヌと神々の物語

萱野茂
**アイヌと神々の謡**
13のカムイユカラと子守歌を日本語とアイヌ語で紹介

小林百合子・文／野川かさね・写真
**山小屋の灯**
山小屋をこよなく愛する著者のフォトエッセイ集

手塚治虫・手塚プロダクション
**手塚治虫の森**
生命の源「森」を舞台に描かれた珠玉の名作

ウィリアム・プルーイット著／岩本正恵訳
**極北の動物誌**
写真家・星野道夫が「名作」と呼んだ幻の古典

小川真
**きのこの自然誌**
〝伝説のきのこ博士〟の名著

多田多恵子
**旅するタネたち** 時空を超える植物の知恵
タネたちが繰り広げる32の巧みな物語